中原历代中医药名家文库

中医名家珍稀典籍校注丛书

主编 许敬生

援生四书 校注

卜俊成

张景祖 李 宁 校注

〔清〕田绵淮 著

河南科学技术出版社

·郑州·

图书在版编目（CIP）数据

《援生四书》校注／卜俊成，张景祖，李宁校注．—郑州：河南科学技术出版社，2021.10

ISBN 978-7-5725-0337-5

Ⅰ.①援… Ⅱ.①卜… ②张… ③李… Ⅲ.①养生（中医） Ⅳ.①R212

中国版本图书馆 CIP 数据核字（2021）第 216355 号

出版发行：河南科学技术出版社

地址：郑州市郑东新区祥盛街 27 号　　邮编：450016

电话：（0371）65788628

网址：www.hnstp.cn

策划编辑：高　杨

责任编辑：李振方

责任校对：司丽艳

封面设计：张　伟

版式设计：若　溪

责任印制：朱　飞

印　　刷：河南博雅彩印有限公司

经　　销：全国新华书店

开　　本：787 mm×1 092 mm　　印张：13　字数：175 千字

版　　次：2021 年 10 月第 1 版　　2021 年 10 月第 1 次印刷

定　　价：48.00 元

序

　　河南省地处中原，是中华民族优秀文化发祥地，从古及今，中原大地诞生许多杰出之士，他们的文化精神和伟大著作，一直指引着中华民族科学文化的发展与进步。老子、庄子、张衡、许慎、杜甫、韩愈等伟大思想家、科学家、文字学家、诗人、文学家在中国文化史上，做出了伟大贡献。诞生于南阳的医圣张仲景两千年来以其《伤寒论》《金匮要略》一直有效地指导着中医理论研究与临床实践。中原确为人杰地灵之区。

　　河南省诞生许多著名中医学家，留下大量优秀中医著作。北宋淳化三年编成之《太平圣惠方》卷八收录《伤寒论》，为孙思邈所称"江南诸师秘仲景要方不传"残卷秘本，可觇辗转传抄于六朝医师手中的《伤寒论》概貌。《伤寒补亡论》作者郭雍，从父兼山学《易》，事载《宋元学案·兼山学案》，以治《易》绪馀，精究宋本《伤寒》，其书可补宋本方剂之不足、条文之缺失，可纠正《伤寒卒病论》"卒"字之讹，谓"卒"是"杂"字俗写而讹者，郭书对研究考证宋本《伤寒论》甚为重要。丛书所收诸家之作，大多类此。

　　中医发展，今逢盛世。河南科学技术出版社高瞻远瞩，不失时机地将河南省历代中医药名家著作精选底本，聘请中医古代文献专家许敬生教授担任主编，组织一批专家教授进行校勘注释予以出版，这对于继承和发展中医药事业具有重大意义。本书汇集之作，皆为中医临床及理论研究必读之书。读者试展读之，必知吾言之不谬。

　　振兴中医，从读书始。

北京中医药大学　钱超尘

前　言

　　中原是华夏文明的主要发祥地，光辉灿烂的中原古代文明造就了丰富多彩的中医药文化。

　　中州自古多名医。在这块土地上，除了伟大的医圣张仲景之外，还产生了许多杰出的医学家。早在商代初期，就有商汤的宰相伊尹著《汤液》发明了汤剂。伊尹是有莘国（今河南开封县，一说是嵩县、伊川一带）人。早期的医方大家、晋朝的范汪是颍阳（今河南许昌）人，一说南阳顺阳（今河南内乡）人，他著有《范汪方》。较早的中医基础理论著作《褚氏遗书》的作者、南朝的褚澄是阳翟（今河南禹州）人。唐代的针灸和中药名家甄权是许州扶沟（今河南扶沟）人，寿 103 岁。唐代名医张文仲为高宗时御医，是治疗风病专家，曾著《疗风气诸方》，为洛州洛阳（今河南洛阳）人。对痨病（结核病）提出独到见解，著有《骨蒸病灸方》一卷的崔知悌是许州鄢陵（今河南鄢陵）人。中国现存最早的食疗专著《食疗本草》的作者，唐代的孟诜是汝州（今河南汝州）人。北宋著名的医方类书《太平圣惠方》的作者王怀隐是宋州睢阳（今河南商丘）人。宋代著名的儿科专家阎孝忠是许昌（今河南许昌）人，他为恩师编写《小儿药证直诀》一书，使儿科大师钱乙的学说得以传世。北宋仁宗时，"校正医书局"中整理古医书的高手有好几位河南人。如撰《嘉祐本草》的掌禹锡为许州郾城（今河南漯河市郾城区）人，完成《重广补注黄帝内经素问》的孙兆、孙奇均为卫州（今河南卫辉）人。北宋医家王贶是考城（今河南兰考）人，著有《全生指迷方》，《四库全书提要》评价说："此书于每证之前，非惟详其病状，且一一详其病源，无不辨其疑似，剖析微茫，亦可为诊家之枢要。"北宋末期的著名医家、《鸡峰备急方》（又称《鸡峰普济方》）的作者张锐是郑州（今河南郑州）人。南宋的伤寒大家，《伤寒补亡论》的作者郭雍是洛阳（今河南洛阳）人。南宋法医学家郑克是开封（今河南开封）人，他著的《折狱龟鉴》是与宋慈的《洗冤集录》齐名的一部法医著作。金元四大家之一，攻下派的代表金代张子和是睢州考城（今河南兰考县，一说民权县）人。元代名医滑寿祖籍是襄城（今河南襄城县）人，他著有《读素问钞》《难经本义》，对《黄帝内经》和《难经》的研究做出了巨大贡献；他著的《诊家枢要》和《十四经发挥》分别是诊断学专著和针灸专著，均在中医发展史上占有光辉的一页。明太祖朱元璋的五皇子朱橚，就藩在开封，为周定王，他著的《救荒本草》，以河南的灾荒为背景写成，开创了对野生可食植物的研究，对后世产生了深远影响。著名的医史专家、明代的李濂是祥符（今河南开封）人，他的《医史》十卷，是我国首次以"医史"命名的医学史专著，书中为张仲景、王叔和、王冰等人补写了传记。清代名医，《嵩崖尊生全书》的作者景日昣，是登封（今河南登封）人。清代温病学家的北方代表人物、《寒温条辨》的作者杨栗山是中州夏邑（今河南夏邑）人。清代著名的植物学家吴其濬，是河南固始县人，他撰写的《植物名实图考》和《植物名实图考长编》，不仅是植物学的名著，也是继《本草纲目》后最重要的本草类著作，对世界医学曾产生过重要影响。还有很多很多，不再一一列举。据不完全统计，史传和地方志中有籍可考的河南古代医家多达1000余人。《周易·系辞上》曰："子曰：'书不尽言，言不尽意。'"这些著名的医家，犹如璀璨的群星，照亮了中医学发展的历史道路。

粤稽往古，从火祖燧人氏点燃华夏文明之火，改变了先民的食性，到酒圣杜康发明酿酒，促进了医药的发展；从殷墟甲骨文到许慎的《说文解字》，作为中医药文化载体的汉字，其发展过程中的主要阶段得以确立和规范；从伏羲制九针、岐黄论医道，创立岐黄之学，到伊尹著《汤液》，创中医汤剂；从道圣老子尚修身养性、庄子倡导引养生，到医圣仲景论六经辨证而创经方，确立辨证论治法则，成为中医学术的核心思想和诊疗模式，中医的经典著作《黄帝内经》《伤寒杂病论》《神农本草经》等纷纷问世；从佛教于汉代传入中国，直到禅宗祖庭少林寺融禅、武、医于一体而形成的禅医文化，这一切均发生在中原大地。

寻根溯源，我们深深感到是光辉灿烂的中原文明，孕育了中华瑰宝——中医药文化。经过几千年的历史积淀，中医药文化在中原文明的沃土中生根开花、发展壮大，并从儒、道、释及华夏文明的多个领域中汲取精华和营养，逐渐在九州大地兴旺发达，一直传到五洲四海，为华夏文明增添了绚丽的色彩，为人类的健康做出了杰出的贡献。作为后人，作为中医药文化的传承者，不能忘记，这是我们的历史，这是我们的根脉。

中原古代医药名家留下的宝贵著作，积淀了数以千年的中医精华，养育了难以计数的杏林英才。实践证明，中医的成才之路，除了师承和临证以外，读书是最基本的路径。

为了保护和传承这笔宝贵的文化财富，让广大读者顺利阅读这些古籍，并进一步深入研究中原医学，我们组织了一批中医专家和从事中医文献研究的专家，整理编写了这套《中原历代中医药名家文库·典籍部分》。计划出版40余部，首批校注出版19部，随后陆续整理出版。此套丛书，均采用校注的形式，用简化字和现代标点编排，每本书前都有对该书基本内容和学术思想的介绍及校注说明，在正文中随文出校语，做注释，注文力求简明扼要，以便读者阅读。

对中医古籍的整理研究，既是对中医学术的继承，又是对中医学术的发展；既是对前人经验的总结，又是对后人运用的启示；既可丰富基础理论，又可指导临床实践。其意义深远，不可等闲视之。为了"振兴中医"和实现"中原崛起"这伟大的历史使命，我们这些生于斯、长于斯的中原中医学子，愿意尽一点绵薄之力。当然，由于水平所限，难免会出现一些缺点和错误，恳请学界同道和广大读者批评，以便我们及时修正。

许敬生

于河南中医药大学金水河畔问学斋

原书作者及书籍内容和学术价值简介

一、原书作者

田绵淮，字伯泗，号汉远，别号寒劲子，清代归德府商丘县谷熟镇柳河集（今河南省商丘市平台街道办事处陈集村）人，清末医药学家。据光绪十三年（1887 年）《归德田氏家乘》记载，其生于嘉庆十五年（1810 年）五月十六，卒于光绪四年（1878 年）正月二十三。

归德田氏是中州名门望族，自明代以来，"世世簪缨，其余以文章艺术显者至今未艾"（《援生四书·总序》）。在此家族文化氛围熏陶和滋养下，田绵淮虽然自幼家贫，但他仍焚膏继晷，手不释卷，立志要用自己所学兼济贫寒之人。无奈由于"受气至薄，少患失血病，往往而剧"（《援生四书·护身宝镜序》），于是深入研习《灵枢》《素问》《伤寒论》《金匮要略》《本草纲目》等中医经典，"更学神仙保身之道"（《援生四书·护身宝镜序》），博采众长，体悟医道，终得医学奥旨，"回一生于九死""一十余年厥病乃瘳"（《援生四书·护身宝镜序》）。田绵淮可谓是自学成才的优秀医家代表之一，他通过矢志不渝地苦学，硬是凭借妙手治愈了自己的顽疾，很快便声名远播，"问症者接踵于门，延医者连车于道"（《援生四书·总序》）。

穷则独善其身，达则兼济天下。医术超群的田绵淮，医德更是被人称颂。凡有来求医者，无论富贵贫穷，他都一一应诊，悉心救治，常常"时遇烈风骤雨，屡经皜日严霜，虽元旦除夕，无一刻暇"（《援生四书·总序》），是一位名副其实的"假医以济人，非假医以要名者也"（《援生四书·总序》）。

尽管如此，田绵淮"犹虑所济未广"（《援生四书·总序》）。想到自己"先大父尝患女科之难，著《择善录》十二卷；悲行人之疾苦，著《随身佩》一卷；恐饮食之害人，欲著本草而未果"（《援生四书·本草省常序》），考虑到中医养生常不被医家所重视，而疾病的发生往往是因为病人"平常饮食不及省察"（《援生四书·本草省常序》），以及《本草纲目》意旨周密，"养生者每苦其繁而难穷他"（《援生四书·本草省常序》），还有世上流传的中医养生书籍"要知古今易制，名义多殊，读者未能瞭"（《援生四书·本草省常序》），于是在咸丰三年（1853年），"在病中手集成书"（《援生四书·总序》），完成初稿。后于咸丰甲寅年（即咸丰四年，1854年），清代第四癸酉年（即同治十二年，1873年），经过精心修订，最终完成全书，并于同治十二年（1873年）经"宗愚弟"田裕堂校对刊印。

二、书籍内容

1. 本书内容

《援生四书》分为延命金丹、护身宝镜、本草省常、医方拾锦四卷。

"延命金丹"收录陶弘景、孙思邈、刘完素等医家的养生至理名言，如《孙真人养生铭》《孙真人养生歌》《陶真人卫生歌》《刘河间长生说》等；老子、吕洞宾等道教名家的养生圭臬要义，如《老子长生说》《纯阳祖师延生歌》《纯阳祖师功行说》等；邵雍、程颢、朱熹等理学大家的养生学说理念，如《朱夫子百字箴》《邵夫子养生歌》《程仲夫子保身说》等；以及寇准、范仲淹、刘伯温等官宦的养生纲领原则，如《寇莱公六悔铭》《范文正公仁厚说》《刘伯温清心说》等。其中，养生歌诀41篇，诗歌10首，要语15则，劝人积德行善，崇尚孝道，仁厚寡欲，顺时养生。

"护身宝镜"立足于阐明《黄帝内经》《神仙传》等中医典籍和道家典籍有关中医养生护身的宗旨要义，收录了规避外感邪气、四时调摄方法和日常养护方法，如《避风》《春日调摄》《调息法》等；孙思邈等医家，以及老子、吕洞宾、钟离仙、张果老等道教名家气功导引方法，如《太上老子六字气诀》《治心气动功》《纯阳祖师五行功歌》等。本卷养生心得和养生练功方法 75 则，教人清心遏欲，导引健身，陶冶性情，颐养天年。

"本草省常"融汇宋代唐慎微《证类本草》、明代李时珍《本草纲目》、清代严洁《得配本草》等本草著作，收录水性类、谷性类、气味类、菜性类、瓜性类、果性类、禽兽类、鱼虫类等八大类蔬菜 350 种。每品食物后载有食物异名、药性、食用方法、功用、主治，每类食材后附有食用禁忌，便于读者甄别选择，补养身体。同时，田锦淮在书中告诫人们"大烟之害，虽欲悔悟，其势不得而去也。服愈久而毒愈深，每至死而后已"（《援生四书·本草省常》），应该远离。"鸿雁有四德：飞则有序，礼也；夜则巡惊，智也；往来有时，信也；失偶不配，节也。"人们应禁食鸿雁及其他野生动物。

"医方拾锦"参考唐代孙思邈《备急千金要方》，宋代王怀隐《太平圣惠方》、赵佶《圣济总录》，明代龚廷贤《寿世保元》，清代赵学敏《串雅内外编》、吴世昌《奇方类编》等医方典籍，收录头方、面方、耳方、目方、口方、齿方、鼻方、声音方、周身方、茶酒方、杂方、足方、救饥方、诸伤方、诸虫伤方、辟虫方、污衣方等 17 个方面，治头上屑皮、治发落不生、治发少等护养身心的方剂及方法 53 首。

2. 编纂特点

首先，著作体例清晰，理法完备。全书首卷言养生保健的理论，二卷谈起居调理的方法，三卷论日程饮食的性味，四卷写祛疾保身的医方。全书理论与实践相结合，既告诉人们中医典籍的养生原则，历代名医贤达的祛疾心得，又教授人们通过实践，致力于达到先贤保养境界的具体操练路径和具体做法，集理、法、方药于一体，是一部不可多得的中医养生学著作。

其次，倡导劝善行孝，豁达大度。田锦淮认为，仁善是延生保命的第一修为。他以自己的九世祖芳溪公为例，年纪 80 多岁了，比很多青年都强健。外人常向其请教长生的秘诀。当地掌管礼乐祭祀的太常说："田公养身，全凭一片好心耳，行事有家传。"田氏认为，"保身之道，莫先于孝。试观大孝达孝，年皆百岁"（《援生四书·延命金丹》）。同时，在田氏看来，海纳百川，幕天席地方是养生真谛，在他看来"淡然无为，神气自满，此长生之药"（《援生四书·延命金丹》）。

最后，推崇外知所避，内得其守。在二卷"护身宝镜"中，田锦淮详细列举了避风、避寒、避湿、避雾、避疫等外避外感六淫的方法，春日调摄、夏日调摄、秋日调摄、冬日调摄、每日调摄等日常调摄的方法，以及调息法、运气法、固精法、定神法等气功导引方法，以此来告诉人们：保养身体，祛除疾病，重在避免损害，强化锻炼，方可协调五脏、调和气血、疏通经络，最终达到内固正气、外聪七窍的养生目的。与此同时，在三卷"本草省常"和四卷"医方拾锦"中，田锦淮详细列举了食物本草的性味和功效，以及受到外界损害后的救治方法，从而便于人们趋利避害地选择适合的本草。

此外，由于受制于时代局限、科技发展水平不高等客观因素，书中难免有宿命论及某些迷信观点等，读者在阅读时，应加以甄别扬弃。

三、学术价值

（1）本书是清代河南籍本土医家中医养生著作中的集大成者。全书撷取《黄帝内经》《素问病机气宜保命集》《本草纲目》《急救广生集》《冯氏锦囊秘录》《医方集解》等医家典籍，《遵生八笺》《老老恒言》等中医养生书籍，《丘处机集》《太极生》《万寿仙书气功图谱》等道教著作精华，又结合自身实践所悟，从基层视野解读中医养生保健，祛除疾病的方法，内容丰富，包罗万象，是河南本土医家的中医养生扛鼎之作。

（2）本书是研究古代贤达中医养生理念和方法的重要文献。全书收录了老子、庄子等道家名士的养生理念，收录了孙思邈等中医名家的养生心得，也收录了朱熹、范仲淹、寇准等名人贤达的养生准则，还收录了四季、昼夜等具体的调摄方法，是人们系统研究古代人们养生的重要抓手和重要文献。

（3）本书是详细了解及借鉴古代人们饮食养生的重要读物。全书收录了古代人们常用食物 350 种，其中包括水性类 19 种、谷性类 47 种、气味类 26 种、菜性类 92 种、瓜性类 15 种、果性类 80 种、禽兽类 26 种、鱼虫类 45 种。作者运用通俗易懂的语言记录了每种食物的功用、主治等内容，为人们系统了解古人饮食养生方法，借鉴古人经验，丰富自身中医养生知识储备提供了有效的参考。

四、校注说明

《援生四书》现仅存清代同治十二年（1873 年）余庆堂刻本。此次校注以此刻本为底本，相关内容分别参照其他著作中的相同内容进行校注。

在校注过程中，对于原书中的通假字、古今字、异体字，以及难解字词句和其他需要说明处皆出注进行说明。生僻字采用汉语拼音和直音法双重注音。原书部分章节没有句读，为便于读者阅读，统一按照新式标点进行校注。

对于古今意思相同但写法不同的字词，统一按照现今习惯写法。内容大致如下："於"为"于"，"齐邱子"为"齐丘子"，"録"为"录"，"莊"为"庄"，"祇"为"只"，"煖"为"暖"，"反覆"为"反复"，"嚥"为"咽"，"湏"为"须"，"纽双肩"为"扭双肩"，"醲"为"浓"，"輙"为"辄"，"雠"为"仇"，"莊子"为"庄子"，"牀"为"床"，"剔头"为"剃头"，"筩"为"筒"，"鴈"为"雁"，"隝"为"鹜"，"磁器"为"瓷器"，"眿"为"脉"，"格答"为"疙瘩"，"菱角"为"菱角"，"砵砂"为"朱砂"，"沙糖"为"砂糖"，"肉从容"为"肉苁蓉"，"山楂"为"山楂"，"白凡"为"白矾"，"蛇退"为"蛇蜕"，"水萝卜科"为"水萝卜棵"，"羊蹄子科"为"羊蹄子棵"等。

本书校注工作的顺利进行得益于主编许敬生教授的悉心指导、勉励和家人的鼎力支持。校注过程中，《归德田氏家乘》编辑田绪科先生和田绵淮第六代孙田启军先生提供了田绵淮的世系图及家乘传记资料等，在此一并感谢。由于校注时限较短，校注者水平有限，错漏之处在所难免，恳请读者批评指正。

校注者

2020 年 12 月

《援生四书》总序

古之所谓不朽之业者，大抵先由道德文章而后推之齐治均平①。迨德被生民，功施社稷，维不必勒之金石，播之声诗，而事之及人者已远，此所谓不朽业者也。然亦有不必如是而为不朽之业者，或承先世未竟之志，而善继善述著之名山；或因自养其生，而体验兼备充之济人济世，此亦所谓不朽之业者也。

昔范文正公②云：予不得为良相，愿为良医。盖医之治人与相之治国，其事虽殊，其所以为心一也。余于道光戊申舘③商邑孙氏，其亲友知交皆邑之巨族，称齿繁者田氏为盛。自明代以来，世世簪缨④，其余以文章艺术显者至今未艾，而以医道传惟寒劲子为尤著。

余耳⑤其名者亦久，适主人羡延至家，余共杯酒高欢，颇觉契合。时酷暑既夕，柳堂待月，荷沼临风，有怀倾吐，议论横生。聆其言，每从格致⑥诚正，所出不若今之以术鸣世者，是殆假⑦医以济人，非假医以要名者也。至月移曲榭，各就寝。寝后自思，何修得遇斯人？倘附金叶之末，亦以为世。然交初未便启齿，嗣后数载交渐深，不精明言凡意。寒劲亦有是心，不约而同，随通谱订交。

---

① 齐治均平：即天下均平。
② 范文正公：指北宋思想家、政治家、文学家范仲淹。
③ 舘（guǎn 馆）：同"馆"，下同。
④ 簪（zān 糌）缨：古代官吏的冠饰。比喻高官显贵。
⑤ 耳：听说。
⑥ 格致：格物致知的略语。
⑦ 假：借用，借助。

明岁舘就本邑，与垂寒劲相去，益远不觉忧甚。乃一日，遣堂仲、干庭挢採①薪集《援生四书》以示余。夫集名採薪，余知之矣。寒劲业传三世，声震四方，问症者接踵于门，延医者连车于道。时遇烈风骤雨，屡经皜②日严霜，虽元旦除夕，无一刻暇。而寒劲犹虑所济未广，尝在病中手集成书。于此见寒劲之济人何其苦且殷耶。

余读之，首言长生至理，次之以起居，又次之以饮食，食终之以方药，皆遵灵素奥旨，体验以扩之。是诚得好生之心，而以道援天下者矣。推而行之，可援一人，亦可援千万人；可援一世，亦可援千万世。俾③读是书者，知养生之道，乐仁寿之天相，传援生于无穷也。岂不与道德文章齐治均平之良相，俱成不朽之业也哉？余亦附骥尾而彰矣。

咸丰三年十一月上浣④红亭愚兄彭晋光接三氏序

癸酉二月南坡王凤年沐手敬书于珠树山馆松竹轩之南牎石

---

① 採（cǎi 采）：同"采"，下同。

② 皜（hào 号）：同"皓"。

③ 俾（bǐ 比）：使。

④ 上浣（huàn 换）：上旬。

目　录

七、禽兽类（二十六品） ·························· 一二二

八、鱼虫类（四十五品） ·························· 一二八

第一卷 延命金丹

中州田绵淮伯洄氏编辑

燕山田裕堂心斋氏校刊

《延命金丹》序

　　闻之太上不治已病治未病。乡党①一书于圣人起居饮食载之尤详，岂非人身一小天地气血流转协乎？阴阳苟能慎之于早，元气固而病自除，实待责效于药饵间哉？

　　裕辛未冬需次②睢阳③，即耳寒劲子之名，旋以宿疴④陡发，脂车⑤东访，留下榻者数日。见其图书四壁，条然⑥远尘，议论淹通，根据经史，心知其为隐君子也。病痊后，相谈甚欢，并以心契⑦聊宗谱焉。

　　兹出其所著《援生书》四卷索序于余。首言延命，次言护身，而终之以《本草省常》《医方拾锦》，皆探圣贤精微之妙，与生平得力之由，以成一家言。益以叹先生命名之意深，而活人之心急矣。昔陆宣公⑧晚年有《集解》⑨之录，沈内翰⑩亦有《良方》⑪之编。其殷殷然究心此道而择焉，必精语焉，必详此非以良医之道与良相同功哉。

　　今是书所辑，不越古人方而略于方药，详于修养，独于太上保生之旨，圣人谨疾⑫之道。有相契合者，遵其教而广之，不特⑬仁寿⑭同登，将人心风俗亦必赖之，以正较之陆沈二编，所裨于世，此尤深且

---

①乡党：古代五百家为党，一万二千五百家为乡，合而称乡党。此处指同乡、乡亲。

②需次：旧时指官吏授职后，按照资历依次补缺。

③睢（suī 虽）阳：清代河南归德府治所，今属河南省商丘市。

④宿疴：旧病。

⑤脂车：油涂车轴，以利运转。借指驾车出行。

⑥条然：整齐而不混乱。

⑦心契：指志同道合。

⑧陆宣公：陆贽（754—805 年），字敬舆，苏州嘉兴（今浙江嘉兴）人，唐代著名政治家、文学家、政论家。谥号"宣"，被后世尊称为"陆宣公"。

⑨《集解》：即陆贽收集大量古方名方，精心编录的《陆氏集验方》，共五十卷。

⑩沈内翰：沈括（1031—1095 年），字存中，号梦溪丈人，浙江杭州钱塘县（今浙江杭州）人，北宋政治家、科学家。

⑪《良方》：钱塘沈括有收集药方的传统，受家学传统影响，沈括也注意搜集医方，编撰有医药学著作《良方》等。

⑫谨疾：慎重对待疾病。

⑬不特：不但。

⑭仁寿：指有仁德而长寿。

巨。亟捐资锓板①，以永其传，庶不负先生济世苦心焉耳。

时在同治十二年岁癸酉年小阳月下浣
宗愚弟裕堂心斋氏谨序

文昌帝君劝孝文②（附：郭畏斋语）

帝君曰：今日是元旦③，为人间第一日，吾当说人间第一事。何为第一事？孝者百行之原，精而极之④，可以参赞化育⑤，故谓之第一事。赤子离了母胎，在孩抱⑥便知得，故谓之第一事。舍此一事，并无学问；舍此一事，并无功业。舍此而立言，则为无本之言。舍此而能功盖天下，到底不从性分中流出，必作伪以欺国，负本⑦以灭身。天地是孝德结成，日月是孝光发亮。孝之道，言不可得而尽也。

为人子者，事富贵之父母易，事贫贱之父母难；事康健之父母易，事衰老之父母难；事具庆⑧之父母易，事寡独之父母难。夫富贵之父母，出入有人扶持，居止有人陪从，其愿常给，其心常欢。贫贱之父母，舍却白发夫妻，谁为言笑？离了青年子媳，莫与追随。人子一日在外，父母一日孤悽⑨。为人子者，善体其情，能顷刻离左右也乎？康健之父母，行动可以自如，取携可以自便，朝作暮息，可以任意；访亲问旧，可以娱情。衰老之父母，儿子便是手足，不在面前手足欲举而不能；媳妇便是腹心，不在膝下，腹心有求而不遂。时而欣欣于内，

---

①锓（qǐn 寝）板：刻书。

②文昌帝君劝孝文：也称"文昌帝君元旦劝孝文"。文昌帝君，又名文星神，是中国民间和道教尊奉的掌管世人功名禄位之神。

③元旦：元，谓"始"，凡数之始称为元；旦，谓"日"。元旦意即"初始之日"。中国历史上的"元旦"一词最早出现于《晋书》，指农历正月初一。

④精而极之：精纯到极处。

⑤参赞化育：参赞，指人与天地自然间的参与和调节作用；化育，指滋养，参赞化育意为与天地并行一体，并帮助天地生养万物。

⑥孩抱：幼年。

⑦负本：辜负做人做事的根源。

⑧具庆：父母均存。

⑨悽：同"凄"，凄凉。

时而戚戚于怀，为人子者，善体其情，能顷刻离左右也乎？具庆之父母，日间有以作伴，夜间有以相温。昼无所事，相与所短论长；夜不成眠，互为知寒道冷。寡独之父母，儿女虽有团圆之乐，夫妻已成离别之悲。家庭之内，独行踽踽凉凉①；形影之间，唯有悽悽楚楚。为人子者，善体其情，能顷刻离左右也乎？

呜呼！试问身从何来？亲为生我之本。孝为何事？人所固有之心。见我此章而不动心者，非人也。见我此章而不堕泪者，非人也。逆子忤媳，见我此章而不化为孝子顺媳者，与禽兽何异？人人得而诛之者也。

附：郭畏斋②语

郭畏斋曰："父母身之根本也，一不孝，根本枯，即其枝叶青华，不过一时而已，久之而不能不干落乎？"

愚谓保身之道，莫先于孝。试观大孝达孝，年皆百岁。历代孝子，俱享大年③，不可胜纪。今将后世最易见者，略指一二。

东京④赵居先父年九十一岁，母年九十四岁，性皆严急。居先夫妇侍奉勤谨，孝行克谐。后居先夫妇百岁不老，人以为证仙果⑤云。

江北徐慎行，性极孝。少时遇善相者曰："汝家贫无后，寿不满四十。"慎行怏怏不快⑥，复询之他处善相者，言亦相同，如是者三。慎行自信命短，愈及时行孝，至四十无恙。后致富，子孙贵显，享年一百零七，语云："本固枝荣，信斯言也。"

---

①踽（jǔ 举）踽凉凉：落落寡合的样子。

②郭畏斋：即郭善邻，字畏斋，号春山，清代河南商丘人，著有《春山先生文集》四卷等。清代《中州艺文录》赞其为人"方直仁厚，究心宋儒之学"。

③大年：指年寿长。

④东京：此处为开封的古称。

⑤仙果：传说中仙树所结的果实。

⑥怏怏不快：形容不满意或不高兴的神情。

文昌帝君心命歌 (附：杨椒山语)

心好命又好，富贵直到老。心好命不好，天地也相保。
命好心不好，中途夭折了。心命俱不好，贫贱受烦恼。
心乃命之源，须要行人道。命乃身之本，穷通难可料。
信命不修心，阴阳恐虚矫①。修心亦听命，造物终有报。
李广诛降卒②，封侯事虚杳③。宋效救蝼蚁④，及第登科早。
善乃福之基，恶是祸之苗。阴德与阴功，存忠并存孝。
富贵有宿因⑤，祸福人自招。方便扶危厄，胜如做斋醮⑥。
天地有鸿恩，日月无私照。子孙受余庆，祖宗延寿考⑦。
我心与彼心，各欲致荣耀。彼此一般心，何用相计较。
第一莫欺瞒，第二莫奸巧。萌心欲害人，鬼神暗中笑。
命有五分强，心要十分好。心命两修持，便是终身宝。

附：杨椒山⑧语

杨椒山曰：心为一身之主，如树之根，果之蒂，切不可坏了心。心里若存天理，存公道，行出来便是好事，便为君子，便能长久。心里若存人欲，存私意，虽欲行好事，也有初鲜终；虽欲做好人，也被人看破。如根坏则树枯，蒂坏则果落，便不能长久矣，万不可把心坏了。

---

①虚矫：虚伪做作。
②李广诛降卒：李广诛杀已经投降的敌军士兵众人。李广，陇西成纪（今甘肃天水秦安）人，西汉时期的名将。
③杳（yǎo 咬）：无影无声。
④宋效救蝼蚁：此处应为"宋祁救蝼蚁"。宋祁（998—1061年），字子京，祖籍安州安陆（今湖北安陆），自其高祖父宋绅起徙居开封府雍丘县（今河南民权），北宋天圣二年进士，曾任工部尚书等职，著名文学家、史学家。
⑤宿因：佛教语，前世的因缘。
⑥斋醮（jiào 觉）：请僧人、道士设坛祈福。
⑦寿考：长寿。
⑧杨椒山：即杨继盛（1516—1555年），字仲芳，号椒山，直隶容城（今河北容城）人，明代中期著名谏臣。曾因上疏力劾严嵩"五奸十大罪"，遭诬陷下狱。明穆宗即位后，追赠太常少卿，谥号"忠愍"，世称"杨忠愍"。后人以其故宅改庙以奉，尊为城隍。

刘卞功先生既寿且康，或问修行之术。先生云：非道亦非律，又非空虚禅。独守一亩宅，惟耕己心田。徽宗赐号为高尚先生。

先九世祖芳溪公，年八十余，身体强健若四五十人。郡守薛玉衡往拜之，问养身之道。公以不自知对。坚叩之，公笑而不答，郡守退。访公之行事，语侯太常①曰："田公养身，全凭一片好心耳"。行事有家传。

东岳大帝②回生训 （附：邵夫子语、林退斋语）

天地无私，神明鉴察③，不为享祭而降福，不为失礼而降祸。凡人有势不可使尽，有福不可享尽，贫穷不可欺尽，此三者乃天运④循环，周而复始。故一日行善，福虽未至，祸自远矣。一日行恶，祸虽未至，福自远矣。行善之人，如春园之草，不见其长，日有所增。行恶之人，如磨刀之石，不见其损，日有所亏。损人利己，切宜戒之。

一毫之善，与人方便。一毫之恶，劝人莫作。衣食随缘，自然快乐。算什么命，问什么卜，欺人是祸，饶人是福。天网恢恢，报应自速。谛听吾言，神人鉴服。

燕山窦禹钧⑤家巨富，少年羸病，梦祖父告曰："汝不寿，又无子，当积阴功以求神佑。"窦公素好施，同宗外戚贫乏者，代葬二十七柩⑥，嫁娶二十八人。遇故旧穷困，择其子弟可委财者，贷以金帛，使之兴贩⑦。由公成立者，数十家。邻里待公举火⑧者，不可胜数。又于南园造屋四十间，聚书千万卷，延文行兼优者为师。四方孤寒之士，听其

---

①太常：官名，秦置奉常，汉景帝时改称太常。常宗庙礼仪等事宜。
②东岳大帝：又称泰山神，其身世众说纷纭，有金虹氏说、太昊说等。在中国民间传说中，东岳大帝主管世间一切生物（植物、动物和人）的出生大权。
③鉴察：鉴别，察看。
④天运：即宇宙各种自然现象无心运行而自动。
⑤窦禹钧：即《三字经》里提到的窦燕山，五代后周时期大臣、藏书家。因家住燕山一带，故人称窦燕山。他的五个儿子都品学兼优，先后登科及第，世称"五子登科"。
⑥柩（jiù 旧）：装着尸体的棺材。
⑦兴贩：经商，贩卖。
⑧举火：指点火；过活，维持生计。

就学，日奉饮食无缺，由公显者亦甚众。每岁所入，除伏腊①供给外，悉以济人。而自奉俭约，无金玉之饰，无衣帛之妾。复梦祖父告曰："汝历年行善，已可回天矣。汝其勉之，勿惰初心。"公依旧行善，寿八十二，五子俱贵。

附：邵夫子语、林退斋语

邵夫子②曰："有人来问卜，如何是祸福？我亏人是祸，人亏我是福。"

林退斋③先生教子孙曰："若等用力学吃亏，古来英雄只为不能吃亏，坏了多少事。"

先八世伯祖跻宇翁，朴茂诚实，中外如一，性好施，不责报。与人共事，往往甘心吃亏。同里郑介夫先生习见之，尝曰："公必高寿。"或曰："何以知之？"先生曰："吃亏人常在。"后果百岁。

纯阳祖师④延生歌 (附：司马温公语)

汝欲延生听我语，凡事惺惺⑤须恕己。汝欲延生须放生，这是循环真道理。他若死时你救他，你若死时天救你。延生生子别无方，戒杀放生而已矣。

附：司马温公语

司马温⑥公曰："微命必护，寿之基也。"

---

①伏腊：借指生活或生活所需的物质资料。

②邵夫子：即邵雍（1012—1077 年），字尧夫，北宋著名理学家、道士，一说生于林县（今河南林州），一说生于范阳（今河北涿州），后随父邵古迁往林县。与周敦颐、张载、程颢、程颐并称"北宋五子"。

③林退斋：相传为一位福德颇多、子孙满堂的尚书。

④纯阳祖师：即吕洞宾（798—?），名嵒，字洞宾，道号纯阳子，自称回道人，道教主流全真派祖师。中国民间及道教传说中的八仙之一。

⑤惺惺：聪明，机灵。

⑥司马温：即司马光（1019—1086 年），字君实，号迂叟，陕州夏县（今山西夏县）人。北宋政治家，历仕仁宗、英宗、神宗、哲宗四朝，官至尚书左仆射兼门下侍郎。去世后，追赠太师、温国公，谥号"文正"。

瑞安王凤世业医，戒杀放生。尝奉行《太上感应篇》①，且刻施劝人。一旦病剧被二鬼摄去，至中途，见二神立空中。一黄衣者曰："此王凤也，素好善，戒杀放生，可速送回。"鬼唯唯。凤足疲不能前，鬼扶之归。时夜三鼓矣，家人彷徨，凤忽甦②，备述其事，霍然而起，竟得高寿。

纯阳祖师功行③说 （附：云房真人语）

人欲长生，须要真功真行。澄心定意④，抱元守一⑤，固气存神，此真功也。修仁蕴义⑥，济贫救苦，先人后己，与物无私，此真行也。

附：云房真人语

云房真人⑦曰："有功无行如无足，有行无功步不前。功行两全足自备，谁云无分作神仙。"

梅岭阮真人幼善病，十岁不能行。弱冠⑧闻纯阳子功行之说，遂游五大名山，访道问友，因得长生。至嘉庆庚辰，真人已百有余岁。其乡人见之，仍是少年之景色焉。

---

①《太上感应篇》：是道教劝善书之一，简称《感应篇》，作者不详。内容主要是劝人遵守道德规范，时刻止恶修善自利利他。

②甦（sū 苏）：指复活，下同。

③功行：功绩和德行。

④澄心定意：指沉静内心，安定思绪。

⑤抱元守一：守一是道家早期修炼方式之一，其侧重点不在炼形而是炼神，通过它排除心中杂念，保持心神清静，其主旨为守持人之精、气、神，使之不内耗，不外逸，长期充盈体内，与形体相抱而为一。

⑥修仁蕴义：此处"蕴"疑为"行"。修仁行义，出自《史记·秦楚之际月表》，指建立爱民的仁政，推行正义的措施。此处指修身行善。修，培养；行，推行。

⑦云房真人：即钟离权（168—256 年），名权，字云房，一字寂道，号正阳子，又号和谷子，道教主流全真道祖师。中国民间及道教传说中的八仙之一。

⑧弱冠：古时汉族男子 20 岁称弱冠。

老子①长生说 （附：凌恒达语）

人生以百年为限节，护乃至千岁，如膏之大炷与小炷耳。人大言，我小语。人多烦，我少记。人悸怖②，我不怒。淡然无为，神气自满，此长生之药。

附：凌恒达语

凌恒达曰："形骸③，气血也；丹药④，草木金石也。气血既衰，草木金石岂延驻？惟虚静恬淡，寂寞无为，则天清地宁，万物化育，此谓之大药上丹，却病之要诀也⑤。"

愚外伯祖李半酣先生，素患痨瘵⑥且笃。因学保身之道，用安闲二字诀，日无一事，惟好施药。有求药者，命小价应之。大寒暑，则不出。出时与六七童子相嬉戏，歌曰："闲事闲非一点无，不知何处做工夫。"病遂却，享遐龄⑦。

老子清净说⑧ （附：薛文清公语、朱夫子语）

夫人神好清而心扰之，人心好静而欲牵之。常能遣其欲而心自静，

---

①老子：姓李名耳，字聃，春秋时期人。中国古代伟大思想家、哲学家，道家学派创始人和主要代表人物。在道教中被尊为始祖，称"太上老君"。

②悸怖：恐惧。

③形骸：据明代医家张继科所著《卫生汇录》载，为"形骸者"。

④丹药：据《卫生汇录》载，为"丹药者"。

⑤却病之要诀也：据《卫生汇录》载，为"乃卫生之要诀也"。

⑥痨瘵（zhài 债）：肺结核，俗称肺痨。

⑦遐龄：老年人高寿的敬语。

⑧老子清净说：节选自道教经典《清静经》，全称为《太上老君说常清静经》。

澄其心而神自清，自然六欲①不生，三毒②消灭。

附：薛文清公语、朱夫子语

薛文清③公曰："万起万灭之私，乱吾心久矣，今当悉皆扫去④，以全吾湛然之性⑤。"

朱夫子⑥曰："学者常要提醒此心，惺惺不昧，如日在中天⑦，群邪自息。"

老子修养说

人之病皆由气、血、痰而成，唯主修养，不尚药石也⑧。盖病有虚实，药有真假，用药一舛⑨，死生反掌，可不慎与？

愚外祖讳简策，字尚诺，年十六失血，不时疾作。外曾祖命学太上干沐浴法⑩、岳夫子十二段锦工夫⑪，兼习骑射。行之一年，病除，以虞邑首卷⑫入武庠⑬。行之三年，精神旺。行之六年，气血充足，弓

---

① 六欲：指眼（见欲，贪美色奇物）、耳（听欲，贪美音赞言）、鼻（香欲，贪香味）、舌（味欲，贪美食口快）、身（触欲，贪舒适享受）、意（意欲，贪声色、名利、恩爱）。

② 三毒：道教中指贪、嗔、痴。

③ 薛文清：即薛瑄（1389—1464 年），字德温，号敬轩，河津（今山西万荣）人，明代思想家、理学家，河东学派创始人，故后世称其为"薛文清"。

④ 今当悉皆扫去：据清代黄宗羲《明儒学案》载，为"今当一切决去"。

⑤ 以全吾湛然之性：据《明儒学案》载，此处为"以全吾澄然湛然之性"。湛然，指淡泊意。

⑥ 朱夫子：即朱熹（1130—1200 年），字元晦，又字仲晦，号晦庵，祖籍徽州府婺源县（今江西婺源），出生于南剑州尤溪（今福建尤溪），宋代著名理学家、思想家、教育家，儒学集大成者，世尊称为朱子。

⑦ 惺惺不昧，如日在中天：据沈复所著《浮生六记》载，为"惺惺不寐，如日中天"。惺惺不昧，指保持清醒的头脑，做事遵守不违背情理的原则，做人恪守信念。

⑧ 不尚药石也：指很少会用到药物。不尚，未曾；药石，药剂和砭石，泛指药物。

⑨ 舛（chuǎn 喘）：差错。

⑩ 干沐浴法：自我推拿方法名，出自《诸病源候论》，即先用双手摩擦令其生热，然后熨擦肢体。有疏通经络、祛风散寒等作用。

⑪ 岳夫子十二段锦工夫：我国古代一种却病延年的功夫。此处"工夫"同"功夫"。

⑫ 首卷：第一名。

⑬ 武庠（xiáng 详）：军校。

马纯熟，应乾隆庚子科乡荐①。其后，淡意仕进②，专以保身为务。行之八十，筋力强壮，耳目聪明，牙齿坚固，面如童子。

元始全生说

喜怒损性，哀乐伤神，性损则害生，故养性以全气③，保神以安身，气全体平，身安神逸。此全生之诀也。

齐丘子④精气说

乔木所以能凌霜雪者，藏正气也；美玉所以能犯烈火者，蓄至精也。是以大人昼运灵旗⑤，夜录神芝⑥，觉所不觉，思所不思，可以冬御风而不寒，夏御火而不热。故君子藏正气，可以远鬼神，伏奸佞⑦；蓄至精，可以保生灵，跻福寿。

①乡荐：明清两代指童生考取生员，进入府、县学读书。
②仕进：指做官而谋发展。
③全气：指精气完整，形神无损。
④齐丘子：即宋齐丘（887—959年），本字超回，改字子嵩，吉州庐陵（今江西吉安）人，世出洪州（今南昌）官僚世家，历任吴国和南唐左右仆射平章事（宰相），晚年隐居九华山。
⑤灵旗：战旗。出征前必祭祷之，以求旗开得胜，故称。
⑥神芝：即灵芝。
⑦奸佞（nìng 宁）：指奸邪谄媚的人，常作形容词、名词使用。

玉华子①持斋说

斋者，齐也，齐其心，而洁其体也。岂止茹素②而已哉？所谓齐其心者，淡志寡营③，时勤内省，远荤酒，轻得失是已。所谓洁其体者，不履邪径，不视恶色，不听淫声，不为物诱。入室闭户，焚香静坐是已。诚能如是，则身中之神明自安，升降无碍，可以却病，可以长生。

山石孙炳若有痼疾，形甚臞④。命学家评其八字曰："君今十有五，仙登⑤之期不远矣。"炳若好持斋，不信术数。又二十年，病愈。复遇命学家笑曰："先生曾记我否？"彼大惊，怛怩曰："君必好善，人力回天，吾辈不能度焉。"炳若持斋如故，卒年九十九。

逸仙子修道论

修大道者，入门有三要，炼丹只一法。何为三要？其一曰：心体虚明⑥，无所染着。其二曰：持戒严肃，不犯罪过。其三曰：积德累行，广施阴功。能于此三事上，发勇猛心，加精进力，勤修不怠，则元气自生，元神自旺，元精自固。然后下手炼丹，配肝肺为龙虎，用心肾为铅汞，即身体为炉鼎，取精气为药物，五行会聚于中宫⑦，三

中医名家珍惜典籍校注丛书

《援生四书》校注

①玉华子：即盛端明（约1470—1550年），字希道，号程斋，潮州府海阳（今广东潮安）人；1502年中进士，曾任礼部尚书等职；喜好医方，通医术，为人治病效果神奇，编有《程斋医抄》等书。

②茹（rú 如）素：吃素食，不吃鱼肉等荤腥。

③寡营：欲望少，不为个人营谋打算。

④臞（qú 渠）：消瘦。

⑤仙登：去世的婉称。

⑥虚明：指内心清虚纯洁。

⑦中宫：指丹田。

元①混合于一体，炼成玉液②，结就金丹，以至圣胎③成就，羽化而飞昇④也。

陈希夷⑤先生，善学长生之术，入山炼丹，十数年而有得焉。性喜睡，在山中每睡百余日。其诗曰："十年踪迹走红尘，回首青山入梦频。紫绶纵荣⑥怎及睡？朱门虽贵⑦不如贫。愁闻剑戟扶危主，闷见笙歌聒醉人。携取旧书⑧归旧隐，野花啼鸟一般春。"

又尝在御前作歌曰："臣爱睡，臣爱睡，不卧毡，不盖被。片石枕头，蓑衣铺地，震雷擎电鬼神惊，臣当其时正鼾睡。闲思张良，闷想范蠡，说甚曹操，休言刘备。三四君子，只是争些闲气，怎如臣？向青山顶上，白云洞里，展开眉头，解放肚皮，且一觉睡。说甚玉兔东生⑨，红轮西坠。"周世宗赐号白云先生，宋太宗赐号希夷先生。绝意⑩好色富贵，果长生数百岁。

孙真人⑪养生铭

怒甚偏伤气，思多太损神。神疲心易役，气弱病来侵。勿使悲欢极，常令饮食均。再三防夜醉，第一戒晨嗔⑫。晚寝鸣天鼓⑬，早兴漱

---

①三元：指精、气、神。

②玉液：道家炼成的所谓仙液。

③圣胎：道教金丹的别名。内丹家以母体结胎比喻凝聚精、气、神三者所炼成之丹，故名。

④昇：同"升"。

⑤陈希夷：即陈抟（871—989年），字图南，自号"扶摇子"，赐号"白云先生""希夷先生"，唐末宋初著名的道家学者、养生家。

⑥紫绶纵荣：指高官厚禄。紫绶，紫色丝带，古代高级官员用作印组，或作服饰。

⑦贵：据陈抟所著《陈抟集》载，为"富"。

⑧旧书：据《陈抟集》载，为"琴书"。

⑨玉兔东生："生"应为"升"，指月亮升起。

⑩绝意：断绝某种意念。

⑪孙真人：即孙思邈（581—682年），存争议，京兆华原（今陕西省铜川市耀州区）人，唐代医药学家、道士，著有《千金要方》《千金翼方》等，被后人尊称为"药王"。

⑫晨嗔（chēn 抻）：早晨生气。

⑬鸣天鼓：一种自我按摩保健方法，意即击探天鼓，最早见于邱处机的《颐身集》。

玉津①。妖邪难防已，精气自全身。若要无诸病，还当节五辛②。安神宜悦乐，惜气保和纯。寿夭③休论命，修行本在人。果能遵此理，平地可朝真④。

孙真人养生歌⑤

清晨一碗粥，晚饭莫饱足。撞动景阳钟⑥，口齿三十六。饭后行百步，数以手摩腹。勿食无鳞鱼，自死禽兽肉。醉饱勿行房，五脏皆反复。风雷大寒暑，交欢俱寿促。欲火遍烧身，怎如独自宿。坐卧勿当风，宜于暖处浴。少言少饮酒，少怒少嗜欲。轮回惜人身，六白光如玉。

孙真人卫生歌

天地之间人为贵，头象天兮足象地。父母遗体宜保之，《箕畴五福》⑦寿为最。卫生切要知三戒，大怒大饱并大醉。三者若还有一焉，须防损失真元气。欲求长生先戒性，火不出兮神自定。木还去火不成灰，人能戒性方延命。贪欲无穷忘却精，用心不已走元神。劳形散尽中和气，更复何能保此身。心若太费费则竭，形若太劳劳则歇。神若太伤伤则虚，气若太损损则绝。

---

①玉津：唾液。

②五辛：也称五荤，道家以薤、蒜、韭、葱、胡荽（香菜）为五辛。

③寿夭：指长命与夭折。

④朝真：道家修炼养性之术，犹佛家之坐禅。

⑤孙真人养生歌：据清代程鹏程所撰《急救广生集》载，称为《养生铭》，全文内容大致相同，但顺序不同。

⑥撞动景阳钟：这里指早晨天亮要起床时。南朝时期，齐武帝以宫深不闻端门鼓漏声，置钟于景阳楼上，宫人闻钟声，早起装饰，后人称之为"景阳钟"。

⑦《箕畴五福》：为清宫万寿圣诞承应及皇帝大婚承应剧目之一，戏分为十二出，写"恭逢皇太后万寿圣诞"，众神仙"各献葵诚"，争执祥瑞，末由天福执福牒，钟馗以宝瓶集福，众神齐向神京献福的故事。

世人欲知卫生道，喜乐常多嗔怒少。心诚意正思虑除，顺理修身去烦恼。春嘘明目本扶肝，夏至呵心火自闲。秋呬①定收金肺润，冬吹肾水得平安。三焦嘻嘻除烦热，四季常呼脾化餐。切忌出声闻口耳，其功尤胜保神丹②。发宜勤梳气宜炼，齿宜频叩津宜咽。子欲不死修昆仑，两手揩摩常在面。

春月少酸宜食甘，冬月宜苦不宜咸。夏要增辛聊减③苦，秋辛可省便加酸。四季土旺甘略戒，须使咸味入常餐。若能全减身康健，滋味偏多多病难。春寒莫教绵衣薄，夏月汗多须换着。秋冬身冷渐加添，莫待病生徒服药。唯有夏月难调理，内有伏阴忌凉水。瓜桃生冷宜少贪，免到秋来成疟痢。

君子之人守斋戒，心旺肾衰宜切记。常令肾实勿空虚，日食须当去油腻。大饱伤脾饥伤胃，大渴伤血并伤气。饥食渴饮莫过多，免致臌胀损心肺。醉后强饮饱强食，未有此生不成疾。人资饮食以养身，去其甚者自安适。食后徐行百步多，手摩脐腹食消磨。夜半云根灌清水，丹田浊气切要呵。

饮酒可以陶性情，若饮过多防有病。肺为华盖倘受伤，咳嗽劳神能损命。慎勿将盐去点茶，分明引贼入其家。下焦虚冷令人瘦，损肾伤脾防病加。坐卧防风入脑后，脑后入风人不寿。更兼醉饱卧风中，风入五内成灾咎。雁有序兮犬有义，黑鱼朝北知臣礼。人无礼义反食之，天地神明俱不喜。

养体须当节五辛，五辛不节疾病侵。莫教引动虚阳发，精竭神枯定丧身。不问在家与在外，若遇迅雷风雨至。急要端肃敬天威，静室收心须少避。恩爱牵缠不自由，名利萦绊几时休。放宽些子自家福，免致中年早白头。顶天立地非容易，饱食暖衣宁不愧。思量无以报洪恩，早晚焚香谢天地。身安寿永事如何，胸次宽平积善多。惜福惜身兼惜气，请君熟玩卫生歌。

---

①呬（xì 系）：嘘，气，运气吐纳一法。

②保神丹：出自宋代官修本草《太平圣惠方》，主治惊邪狂妄，夜多魇梦，精神恍惚，小儿惊啼，心脏壅热。

③聊减：据《寿世青编》载，为"减却"。

陶真人①卫生歌

中医名家珍惜典籍校注丛书

《援生四书》校注

真西山②修补

万物惟人为最贵，百岁光阴如旅寄。自非留意修养中，未免疾苦为身累。何必餐霞③铒大药，妄意延龄等龟鹤。但于饮食嗜欲间，去其甚者即安乐。食后徐行百步余，两手摩胁并胸腹。须臾转手摩肾堂④，谓之运动水与土。仰面常呵三四呵，饮食毒气尽消磨。醉眠饱卧俱有损，渴饮饥餐尤戒多。

食不欲粗并欲速，宁可少餐相接续。若教一顿饱充肠，损气伤神非是福。生冷黏腻筋韧物，自死禽兽皆勿食。馒头闭气宜少餐，生脍⑤偏招脾胃疾。酢酱⑥胎卵兼油腻，陈臭醃醋⑦尽阴类。老弱若欲更食之，是借寇兵无以异。炙爆⑧之物须冷吃，热则损齿伤血脉。晚食常宜申西前，向夜徒劳滞胸膈。饮酒切莫至大醉，大醉伤神损心志。酒渴饮水并啜茶，腰脚自兹成重坠。尝闻避风如避箭，坐卧须当预防患。况因食后毛孔开，风才一入成瘫痪。不问四时俱暖酒，太热太凉莫入口。五味偏多难养身，恐入脏腑为灾疢⑨。视听行坐不可久，五劳七伤从此有。四肢亦宜常小劳，譬如户枢终不朽。

睡不厌缩醒宜舒，饱时沐浴饥时梳。梳多浴少益心目，默寝暗眠神晏如⑩。四时惟夏难调摄，伏阴在内肠易泄。补肾汤丸不可无，食物

---

①陶真人：即陶弘景（456—536 年），字通明，南朝梁时丹阳秣陵（今江苏南京）人，号华阳隐居（自号华阳隐居），谥贞白先生，著名医药家，著有《本草经注》等。

②真西山：即真德秀（1178—1235 年），字景元，号西山，建州浦城（今福建浦城）人，南宋后期理学家，官至参知政事，学者称其为"西山先生"，著有《大学衍义》等。

③餐霞：指修仙学道。

④摩肾堂：一种自我按摩疗法，以按摩肾区为主，促进肾区气血流注，从而防治由于肾气虚怯引起的各种病症。

⑤生脍：一种烹饪技法，如鱼脍，即蘸着酱汁吃的生鱼片。

⑥酢（cù 促）酱：应为酢浆，古代一种含有酸味的饮料。

⑦陈臭醃醋（liū 溜）："醃"同"腌"，陈臭醃醋指腌制的食物。

⑧炙爆（bó 伯）：熏烤。

⑨灾疢：祸患疾苦。

⑩晏如：安定，安宁，恬适。

稍冷休餔①啜。心旺肾衰何所忌，特忌疏通泄精气。寝处尤宜严密间，静思息虑和心意。沐浴盥漱皆温水，簟②凉枕冷俱弗济。瓜茄生冷不宜入，岂独秋来作疟痢。伏阳在内三冬月，大汗大暖泄阳气。阴雾之中莫远行，暴雨迅雷宜速避。

道家更有颐生③旨，第一戒人少嗔恚④。秋冬日出始穿衣，春夏鸡鸣宜早起。子后寅前睡觉来，瞑目叩齿二七回。吸新吐故勿令误，咽漱玉泉⑤还养胎。指摩手心熨两眼，仍要揩摩额与面。中指时时擦鼻茎，左右耳根全数遍。更当干浴一身间，按胜⑥时须扭双肩。纵有风劳诸湿气，何忧腰背复抱挛。嘘呵呼嘻吹及呬，行气之功分六字。果能依用口诀中，新旧有疴皆可治。声色谁云属少年，稍知樽节⑦乃无愆⑧。闭精息气宜闻早，莫使羽苞火内燃。有能操履⑨常方正，利不贪兮名不兢。纵向歌中未尽行，可保周身亦无病。

邵夫子养心歌

得岁月，延岁月。得欢悦，且欢悦。万事乘除总在天，何必愁肠千万结。放心宽，莫量窄，古今兴废如眉列⑩。金谷繁华眠底尘⑪，淮

---

①餔（bū 逋）：吃。

②簟（diàn 电）：竹席。

③颐生：养生。

④嗔恚（huì 会）：恼怒。

⑤玉泉：又称玉液，是用美玉制成的浆液。

⑥胜（bì 毕）：胃脘。

⑦樽节：节省。

⑧无愆：没有丧失。

⑨操履：操行，品行。

⑩眉列：两眉对列，谓真切无疑。

⑪金谷繁华眠底尘：指西晋石崇靠抢劫富可敌国，与宠妾绿珠等住在金谷园内，整日骄奢逸淫，最终被人陷害，家破人亡。

阴事业锋头血①。陶潜篱畔菊花黄②，范蠡湖边芦絮白③。临潼会上胆气雄④，丹阳县里萧声绝⑤。时来顽铁有光辉，运去黄金无艳色。逍遥且学圣贤心，到此方知滋味别。粗衣淡饭足家常，养得浮生一世拙。

文潞公⑥致仕归洛，年八十入见，身如壮者。神宗问曰：卿摄生有道乎？对曰：臣无他术，但能随意自适，不以外物伤和气，不敢做过当事。上以为名言。

何文端⑦公时，曾有乡人过百岁，公问其术。对曰：予乡村人无所知，但一生只是喜欢，不会忧愁而已。

邵夫子诗二首⑧

仁者难逢思有常，平居慎勿恃无伤。争先径路机关恶，退后语言滋味长。爽口物多频作疾，快心事过必为殃。与其病后能求药，不若病前知自防。

老年身体索温存，安乐窝中别有春。万事去心闲偃仰⑨，四肢由我任舒伸。庭花盛处凉铺簟，蒼雪飞时软布裀⑩。莫道山翁拙于用，也能康济自家身。

---

①淮阴事业锋头血：指西汉初期韩信辅助刘邦取得天下，功业盖世，被封为淮阴侯，后被吕后擒杀，血染刀锋。

②陶潜篱畔菊花黄：指东晋陶渊明厌倦仕途险恶，辞官归隐田园，过着"采菊东篱下"的悠然生活。

③范蠡湖边芦絮白：指春秋时期范蠡献策扶助越王勾践复国后隐居，过起漫步湖边超脱世外的达然生活。

④临潼会上胆气雄：指伍子胥在秦哀公（一说秦穆公）试图震慑诸侯使其臣服的临潼斗宝大会上，举起千斤之鼎，震慑住了秦王，使其阴谋破产。

⑤丹阳县里萧声绝：指丹阳（今江苏丹阳）曾是南北朝时期南齐建立者萧道成、南梁建立者萧衍等皇室贵胄的家乡，历史风云转换，而今丹阳县里已经很难再听到萧氏后裔贤达的声音了。

⑥文潞公：即文彦博（1006—1097年），字宽夫，号伊叟，汾州介休（今山西介休）人，历仕宋仁宗、宋英宗、宋神宗、宋哲宗四朝，出将入相五十年，被世人称为贤相。

⑦何文端：即何如宠（1569—1641年），字康侯，号芝岳，南直隶安庆府桐城县（今安徽枞阳）人。明代神宗万历二十六年（1598年）进士，是明末一代名臣。

⑧邵夫子诗二首：第一首名《仁者吟》，第二首名《林下五吟·其二》。

⑨偃仰：俯仰，比喻随世俗沉浮或进退。

⑩裀（yīn 因）：古同"茵"，垫子；褥子。

程仲夫子①保身说 <small>(附：钱纯中语)</small>

吾受气甚薄，三十而浸盛，四十五十而后完。今生七十有二矣，校其筋力于盛年无损也。若人待老而求保身，是奢罢而后蓄积②，虽勤亦无补矣。

附：钱纯中语

钱纯中曰："无病时常作病想，可以保身"。

朱夫子百字箴

欲寡精神爽，思多血脉衰。少杯不乱性，惜气免伤财。贵自辛勤得，富从俭朴来。温柔终益己，强暴必招灾。善处真君子，刁唆是祸胎。暗中休使箭，乖里放些呆。延命须修德，欺心枉吃斋。衙门戒出入，乡间要和谐。安分身无辱，闲非口莫开。世人依此语，福寿乐天怀。

寇莱公③六悔铭

官行私曲，失时悔。富不俭用，贫时悔。艺不少学，过时悔。见事不学，用时悔。醉发狂言，醒时悔。安不将息，病时悔。

---

①程仲夫子：即程颢（1032—1085年），字伯淳，号明道，世称"明道先生"，河南府洛阳（今河南洛阳）人，北宋理学家、教育家，理学的奠基者。

②是奢罢而后蓄积：据《二程遗书》载，为"是犹贫而后蓄积"。

③寇莱公：即寇準（961—1023年），字平仲，华州下邽（今陕西渭南）人，官至宰相。后因卷入皇室斗争，数次被贬。皇祐四年（1053年），宋仁宗下诏为其立神道碑，并亲于碑首撰"旌忠"字，复爵莱国公，追赠中书令，谥号"忠愍"，故后人多称寇忠愍或寇莱公。

欧阳文忠公①养生论

一人之身，一国之象也。胸臆之间，犹宫府焉。肢体之位，犹郊境焉。骨节之分，犹四衢②焉。血脉之道，犹百川焉。神犹君也，精犹臣也，气犹民也。故至人③能理其身，犹人君能治其国。爱民安国，惜气全身。民弊④国亡，气衰身谢。故善养生者，先去六害。一曰薄名位，二曰廉货财，三曰寡色欲，四曰减滋味，五曰屏虚妄，六曰除嫉妒。

薛文清公要语二则

酒色之类，使人志气昏酣⑤荒耗⑥，伤生败德，莫此为甚。俗以为乐，余不知其果何乐也。惟心清欲寡，则气平体胖，乐可知矣。

人素虚弱，乃能兢兢业业。凡伤生之事，皆不敢为，则其寿固可延永矣。如素强壮，乃恃其强壮，恣意伤生之事，则其祸可立待也。岂非命虽在天，而制命在己与。

沈文端公⑦幼时美丽而身弱。其祖建宁公尝曰：此儿必有大成，但恐不能长寿。及读书，果聪颖。年十九，举于乡。邻家有女甚鲜艳，见公才貌，雅爱之。一日公读书灯下，女乘隙而调焉。公正色曰：天地鬼神，临上质旁，竟敢以无礼诱我耶？女羞愧难堪。公复以婉辞谕

---

①欧阳文忠公：即欧阳修（1007—1072年），字永叔，号醉翁，晚号六一居士，籍贯吉州庐陵永丰（今江西永丰），出生于绵州（今四川绵阳），历仕宋仁宗、宋英宗、宋神宗三朝，官至参知政事，谥号"文忠"，故世人尊称"欧阳文忠公"。

②四衢（qú 渠）：指四出的通路。

③至人：旧指思想或道德修养最高超的人。

④民弊：百姓劳困。

⑤昏酣：沉醉，大醉。

⑥荒耗：迷乱，昏聩。

⑦沈文端公：即沈鲤（1531—1615年），明代归德府虞城（今河南虞城）人，官至礼部尚书等，谥号"文端"。明神宗赞其为"乾坤正气，伊洛真儒"。

之，结为异姓兄妹。后公及第，历官太保文渊阁大学士，寿八十有五。

张文端公①长寿四字诀

致寿之道有四：曰慈、曰俭、曰和、曰静。人能慈心于物，不为害人之事，即一言有损于人，亦不轻发，推之戒杀生以惜物命，慎剪伐②以养天和。胸中一段恺悌吉祥之气，自然灾沴③不干④，而可以长龄矣。

人生福享，皆有分数。惜福之人，福常有余；暴殄⑤之人，易至罄竭，故老氏⑥以俭为宝，且不止财，用当俭而已。俭于嗜欲，则精神聚；俭于饮食，则脾胃宽；俭于衣服，则肢体适；俭于言语，则元气藏；俭于思虑，则心神宁；俭于交游，则匪类远；俭于干求，则品望尊；俭于僮仆，则防闲省；俭于游嬉，则学业进。凡事省得一分，即受一分之益。

昔人云："要做快活人，切莫寻烦恼。烦恼与快活，都是自己讨。"若能自讨快活，则心气和而五脏安，所谓养欢喜神也，诸病何有而生乎？

《经》曰："仁者静"。每见气躁之人，举动轻佻⑦，多不得寿。古人谓砚以世计，墨以时计，笔以日计，动静之分也。静之义有二：一则身不过劳，一则心不轻动。凡遇劳顿、忧惶、喜乐、恐惧之事，外则顺以应之，此心凝然不动，如澄潭，如古井，则志一气定，外间之纷扰，皆退听矣。

---

①张文端公：即张英（1638—1708 年），字敦复，又字梦敦，号乐圃，又号倦圃翁，安徽桐城（今安徽桐城）人，官至文华殿大学士、礼部尚书，谥号"文端"，著有《四库著录》《聪训斋语》《恒产琐言》等。

②剪伐：砍伐；割刈（yì 义）。

③灾沴（lì 力）：伤害。

④不干：不相干，不受牵连。

⑤暴殄（tiǎn 舔）：任意浪费、糟蹋。

⑥老氏：指老子，春秋时期思想家李聃。

⑦轻佻：言语举动不庄重，不严肃。

范文正公^①仁厚说

古语云：要长寿，须仁厚。若刻薄，是自促其年矣。譬如一切器皿，敦厚者俱能长久，浇薄者每易损坏。人之寿夭，亦犹是也。

嘉兴屠公应峻，性仁厚，出官京师。有邻人贫负其子孟元银不能偿，以屋宅及茔地，立契卖绝，愿除前负。孟元不肯，曰：吾另酬汝价，账不追也。及公官归，邻人来候，极言孟元盛德。公问曰：宅已卖矣，汝今何居？曰：移某所。公取前券还之，且为修屋筑墓。其行事仁厚多类此，后子孙显达，公享年一百一十岁。

宋庄敏公^②勤俭说

勤有三益，民生在勤，勤则不匮，是勤可以免饥寒也^③。农民昼则力作，夜则颓然^④甘寝^⑤，非^⑥心淫念无从而生，是勤可以远淫辟^⑦也。户枢不蠹，流水不腐，周公论三宗^⑧文王之寿，必归之《无逸》^⑨，是勤

---

①范文正公：即范仲淹（989—1052年），字希文，祖籍邠州（辖境相当于今陕西彬州、长武、旬邑、永寿四市县地），后移居苏州吴县（今江苏苏州吴中区），北宋杰出政治家、文学家，谥号"文正"，世称范文正公，著有《范文正公文集》传世。

②宋庄敏公：即宋纁（1522—1591年），归德府（今河南商丘）人，字伯敬，号栗庵。明代嘉靖三十八年（1559年）进士，官至户部尚书、吏部尚书，为明代重臣，谥号"庄敏"，世人尊称为"宋庄敏公"，著有《四礼》《商丘旧志》等。此文实为南宋罗大经所作文章的摘录，详见其著作《鹤林玉露》。

③是勤可以免饥寒也：据《鹤林玉露》载，为"一夫不耕，则受其饥；一妇不蚕，则受其寒，是勤可以免饥寒也"。

④颓然：倒下貌。

⑤甘寝：安睡。

⑥非：据《鹤林玉露》载，为"故非"。

⑦淫辟：邪恶不正。

⑧三宗：即殷代的中宗、高宗、祖甲。

⑨《无逸》：周朝国君周公所作的一篇散文，出自《尚书》。

可以致寿考也①。

俭之益亦非一端。大凡贪淫之过，未有不生于奢侈者。俭者不贪不淫，是俭可以养德也。奢则妄取苟求，志气卑辱②。一从俭约，则于人无求，于己无愧，是俭可以养气也。醉浓饱鲜，昏人神志，若疏食菜羹，则肠胃清虚，无滓无秽，是俭可以养神也。人之受用，自有剂量，省啬③淡泊，有长久之理，是俭可以养寿也④。

郑枫林保身说

身者家之本也，身不能保，况其家乎？夫所谓保者，非特顺寒暑，节饮食，时起居，慎出入而已。凡敬谨⑤不蹈危机，不罹⑥宪纲⑦，皆保也。乐不可极，乐极生哀。欲不可纵，纵欲生灾。盖盛德必享乎高寿，而福泽不降于淫人。此自然之理也。

刘伯温⑧清心说

欲保身者，必先清心。夫心之不清，或为钱财，或为女色，或为

①是勤可以致寿考也：据《鹤林玉露》载，为"吕成公释之曰：'主静则悠远博厚，自强则坚实精明，操存则血气循轨而不乱，收敛则精神内守而不浮。'是勤可以致寿考也"。
②卑辱：卑微屈辱。
③省啬：节俭，节约。
④俭之益亦非一端……是俭可以养寿也：此段内容及顺序据《鹤林玉露》载，为"余尝谓节俭之益非止一端。大凡贪淫之过，未有不生于奢侈者。俭则不贪不淫，是可以养德也。人之受用，自有剂量，省啬淡泊，有久长之理，是可以养寿也。醉浓饱鲜，昏人神志，若疏食菜羹，则肠胃清虚，无滓无秽，是可以养神也。奢则妄取苟求，志气卑辱，一从俭约，则于人无求，于己无愧，是可以养气也。故老氏以为一宝"。
⑤敬谨：恭谨。
⑥罹（lí 丽）：遭受。
⑦宪纲：法纪，法度。
⑧刘伯温：即刘基（1311—1375年），字伯温，浙江青田（今浙江文成）人，祖籍陕西保安（今陕西志丹）。元末明初军事家、政治家、文学家，明代开国元勋。洪武三年（1370年）封诚意伯，故又称刘诚意。谥号"文成"。

意气，或追悔已往，或预料将来，种种妄想杂乱，则欲火煎熬，真阴消铄①，气血停伏，求保身不亦难乎？人于此时当自醒曰：声色货利，皆身外物。意气争执，甚觉无味。儿孙自有儿孙福，但得自在逍遥，随缘度日足矣。此却病之良方，长生之秘诀也。

邝子元由翰林补外，十年余不得赐环，尝侘傺②无聊，遂成心疾。每疾作，辄昏愦③如梦，或发谵语④。有时不作，无异平常。或曰：真空寺有老僧，不用符药，能治心疾。

子元往叩之。老僧曰：相公贵恙，生于烦恼，烦恼生于妄想。夫妄想之来，其机有三：或追忆数十年前，荣辱恩仇，悲欢离合，及种种闲情，此是过去妄想也。或事到眼前，可以顺应，却乃畏首畏尾，三番四复，犹豫不决，此是现在妄想也。或期望后日富贵荣华，皆如所愿；或期望功成名遂，告老归田；或期望子孙登庸⑤，以继书香，与夫一切不可必成，不可必得之事，此是未来妄想也。三者妄想，忽然而生，忽然而灭，禅家谓之幻心⑥。能照见其妄，而斩断念头，禅家谓之觉心⑦。诀曰：不患念起，惟患觉迟。此心若同太虚⑧，烦恼何处安脚？

又曰：相公贵恙亦原于水火不交，何以故？凡溺爱冶容⑨，而作色荒⑩，禅家谓之外感之欲。夜深枕上，思得冶容，或成宵寐⑪之变，禅家谓之内生之欲。二者之欲，绸缪⑫染着，皆消耗元精。若能离之，则肾水自然滋生，可以上交于心。至若思索文字，忘其寝食，禅家谓之理障⑬。经纶⑭职业，不告劬勚⑮，禅家谓之事障⑯。二者之障，虽非人

①消铄：消耗。

②侘傺（chà chì 叉赤）：失意而神情恍惚的样子。

③昏愦：神志不清。

④谵（zhān 占）语：病中神志不清，胡言乱语。

⑤登庸：指科举考试应考中选。

⑥幻心：佛教语，指凡心。佛家谓心识缘境而生，无实如幻，故称。

⑦觉心：佛教语，谓能去迷悟道的心。

⑧太虚：此处指宇宙。

⑨冶容：指美丽的女子。

⑩色荒：沉迷于女色。

⑪宵寐：夜梦之中。

⑫绸缪（chóu móu 筹谋）：缠绕，犹指缠绵。

⑬理障：佛教语，谓由邪见等理惑障碍真知、真见。

⑭经纶：指治理国家的抱负和才能。

⑮劬勚（qú yì 渠义）：劳苦；勤劳。

⑯事障：佛教语，指贪、嗔、疑等烦恼；此等烦恼能令生死相续而障涅槃。

欲，亦损性灵，若能遣之，则心火不至上炎，可以下交于肾。诀曰：尘不相缘，根无所偶。返流全一，六用不行。又曰：苦海无边，后头是岸。

子元如其言，乃独处一室，扫空万缘，静坐月余，心疾如失。

益州老人正心说 （附：许鲁斋话）

凡欲身之无病，必须先正其心。使其心不妄求，心不狂思，不贪嗜欲，不着迷惑，则心君泰然。心君泰然，则四肢百骸虽有病不难治疗。独此心一动，百患悉招。即扁华①在旁，亦难为下手矣。

附：许鲁斋话

许鲁斋②诗曰：万般补食皆为伪，只有操心是要规。

郭伯康历年多病，后遇神人授以却病偈曰：自身有病自身知，身病还将心药医。心境静时身亦静，心生即是病生时。伯康用其言而病去，强健百余岁。

林鉴堂安心诗六首

我有灵丹一小锭，能医四海群术③病。些儿吞下体安然，管取延年兼接命。

安心心法有谁知？却把无形妙药医。医得此心能不病，翻身跳入太虚时。

---

①扁华：指扁鹊、华佗。

②许鲁斋：即许衡（1209—1281年），字仲平，号鲁斋，怀州河内（今河南沁阳）人。金末元初著名理学家、教育家，谥号"文正"，世称"鲁斋先生"，著有《读易私言》《鲁斋遗书》等。

③群术：据《寿世青编》载，为"群迷"。

念杂由来业障①多，憧憧扰扰竟如何？驱魔自有元微②诀，引入尧夫安乐窝。

人有二心方显念，念无二心始为人。人心无二浑无念，念绝悠然见太清③。

这也了时那也了，纷纷攘攘皆分晓。云开万里见清光，明月一轮圆皎皎。

四海遨游养浩然，心连碧水水连天。津头自有渔郎问，洞里桃花日日鲜。

白乐天④见圆修长老栖息松上，曰：师居甚险。长老曰：太守险。乐天曰：弟子居处高堂⑤，何险之有？长老曰：心火相煎，识浪⑥不停，得非险乎？乐天敬服。后官至刑部尚书，致仕归里，自号香山居士。尝有诗曰：蜗牛角上争何事，石灰光中寄此身。随富随贫且随喜，不开口笑是痴人。每日逍遥自在，年逾古稀，精神如少。

祝枝山⑦养心说

世人贪的功名显达，我心爱的山水林泉，栽花种竹，安分随缘。我也不敢望声名动地，我也不敢望富贵惊天，我也不敢望一言定国，我也不敢望七步成篇。我也不羡那王恺⑧子有珊瑚树十尺，我也不羡那

①业障：佛教语，指妨碍修行正果的罪业，比喻人的罪孽。
②元微：玄微，指深远微妙的义理。
③太清：指天道。
④白乐天：即白居易（772—846年），字乐天，号香山居士，又号醉吟先生，祖籍山西太原，到其曾祖父时迁居下邽（今陕西渭南市临渭区），生于河南新郑，官至翰林学士、左赞善大夫，逝于洛阳，葬于香山。有《白氏长庆集》传世。
⑤高堂：高大的厅堂。
⑥识浪：佛教语，以心体之真如，譬如海；诸识之缘动，譬如波浪，故有识浪之譬喻。
⑦祝枝山：即祝允明（1461—1527年），字希哲，长洲（今江苏苏州）人，因长相奇特，而自嘲丑陋，又因右手有枝生手指，故自号枝山，世人称为"祝京兆"，明代著名书法家。
⑧王恺：字君夫，西晋时期外戚、富豪，曹魏司徒王朗之孙，曾得晋武帝之助与石崇斗富攀比，为时论者所讥讽。

孟尝君①有朱履客②三千，我也不羡那石季伦③有四十里的紫绒锦幛，我也不羡那刁氏女有一千顷的白米良田。但只愿樽中有美酒，案上有佳篇，衣食粗足，其乐陶然。如此足矣，更何望焉？

沈石田④养心歌

居之安，平为福，万事分定要知足。粗衣布履山水间，放荡形骸无拘束。好展卷，爱种竹，花木数株喜清目。涤烦襟⑤，远尘俗，静里蒲团功更熟。渴烹茶，饥食粥，雅淡郊游论心腹。中则正，满则覆，推己及人人心服。不妄动，不问卜，衣食随缘何碌碌？遇饮酒，歌一曲，欢会无多歌再续。常警省，念无欲，世事茫茫如转轴。人生七十古来稀，百岁光阴真迅速。对山青，依水绿，造物同游何所辱？及时勉励乐余年，一日清闲一日福。

文徵明⑥养心歌

小小房，低低屋，粗粗衣，稀稀粥，命该咬菜根，莫想多食肉。惟适意，怕甚的鬓斑斑；但开怀，为甚的眉蹙蹙⑦。比上虽不如，比下要知足。日食三餐，夜眠一宿。随意家常，平安是福。也不求荣，也

---

①孟尝君：即田文（生卒年不详），战国时期齐国贵族，齐威王田因齐之孙，靖郭君田婴之子。孟尝君依仗父亲留下的丰厚资产，在封地薛邑广招各国人才，门下有食客数千。

②朱履客：指权贵的门客。

③石季伦：即石崇（249—300年），字季伦，小名齐奴，渤海南皮（今河北南皮东北）人。西晋时，曾任荆州刺史、徐州刺史等，在任上劫掠往来富商，因而致富，为世人所不齿。

④沈石田：即沈周（1427—1509年），字启南，号石田、白石翁、玉田生、有竹居主人，长洲（今江苏苏州）人。明代绘画大师，吴门画派的创始人。

⑤烦襟：烦闷的心怀。

⑥文徵明：原名文壁（或作璧）（1470—1559年），字徵明，苏州府长洲（今江苏苏州）人。因先世衡山人，故号衡山居士，世称"文衡山"。因官至翰林待诏，私谥贞献先生，故称"文待诏""文贞献"。明代杰出画家、书法家。

⑦眉蹙蹙（cù 促）：紧皱眉头。

不招辱。待时守分，知机①寡欲。若依斯言，神钦鬼服。

冯公启知足歌

知足歌，知足歌，栋垣②何必要嵯峨③？茆④屋数椽蔽风雨，颇堪容膝且由他。君不见世间还有无家者，露宿沙眠可奈何？请看破，莫求过，竹篱茅舍常知足，便是神仙安乐窝。

知足歌，知足歌，田园何必苦求多？只用平畴⑤数十亩，或禾或菽自耕锄。君不见世间还有无田者，籽粒艰难可奈何？请看破，莫求过，一犁春雨常自足，身伴闲云挂绿蓑。

知足歌，知足歌，衣裳何必用绫罗？布衣亦足遮身体，破衲⑥胸中保太和⑦。君不见世间还有无衣者，霜雪侵肌可奈何？请看破，莫求过，鹑衣百结⑧常知足，胜佩朝臣待漏珂⑨。

知足歌，知足歌，盘餐何必羡鱼鹅？蔬食菜羹聊适口，欣然一饱便吟哦。君不见世间还有无粮者，爨冷⑩烟消可奈何？请看破，莫求过，粗茶淡饭常知足，鼓腹遨游仿太初⑪。

知足歌，知足歌，娶妻何必定娇娥⑫？荆钗布裙⑬知勤俭，黾勉⑭同心乐更多。君不见世间还有无妻者，独宿孤眠可奈何？请看破，莫求过，妻房丑陋常知足，白首谐欢胜黛蛾⑮。

---

①知机：同"知几"，谓有预见，看出事物发生变化的隐微征兆。

②栋垣：指居住的房屋。

③嵯峨：形容山高，这里指高楼大厦。

④茆：同"茅"。

⑤平畴（chóu 绸）：平坦的田野。

⑥破衲：破衣，形容穿着简朴。

⑦太和：亦作"大和"，指天地间冲和之气。

⑧鹑衣百结：形容衣服破烂不堪。

⑨漏珂：疑为"漏刻"。漏刻，古计时器，即漏壶，因漏壶的箭上刻符号表示时间，故称。

⑩爨（cuàn 窜）冷：灶冷。

⑪太初：道家指道的本源。

⑫娇娥：美人。

⑬荆钗布裙：指荆枝作钗，粗布为裙，形容妇女装束朴素。

⑭黾（mǐn 闽）勉：勉励，尽力。

⑮黛蛾：美女。

知足歌，知足歌，养儿何必尽登科？当知有子万事足，虽然顽钝可磋磨。君不见世间还有无儿者，只影单形可奈何？请看破，莫求过，有儿绕膝常知足，切莫劳形作马骡。

胡九韶先生家甚贫，事无大小，必循理而行。课儿力耕，仅给衣食。每日叩天，感谢清福。其妻笑曰：三餐薄粥，清福何在？先生曰：幸生太平之世，不见兵革，且家无病人，路无仇人，狱无罪人，非清福而何？先生知足如此，后寿登一百二十岁。朝廷月给粟帛，御书匾额四字曰：克循天理。

陈眉公^①诗二首

过去事已过去了，未来不必预思量。只今只享只今乐，一枕南窗午梦长。

不会耕田不读书，数竿修行是吾庐。近求学得长生法，卖尽痴呆又卖愚。

陈眉公四凶说 <small>（附：青阳祖师语、石惺斋语）</small>

酒色财气伤人物，多少英雄被他惑。若能打退四凶魔，便是九霄云外客。

附：青阳祖师语、石惺斋语

青阳祖师曰：酒色与财气，陷人万丈井。前人已失脚，后人还不醒。

石惺斋^②曰：酒色财气，四害俱烈。欲养此身，件件宜节。

---

①陈眉公：即陈继儒（1558—1639 年），字仲醇，号眉公、麋公，松江府华亭（今上海市松江区）人，明代文学家、画家。
②石惺斋：即清代名儒石天基，又名石成金，扬州（今江苏扬州）人，清代著名养生家。

刘河间①长生说

形者生之舍也，气者生之元也，神者生之制也。形以气充，气耗形病，神依气立，气合神存。修真②之士，法于阴阳，和于术数③。持满④御神，专气抱一⑤。以神为车，以气为马，神气相合，可以长生。

李士材⑥慎疾箴 <small>（附：五老长寿法、三老长寿语）</small>

富贵功名，勿强求之。而况此身父母之所遗，财利意气，勿争兢之。而况此身妻子之所仰，身之柔脆，非木与石，伤之七情，报以百疾。疾之既来，有术奚施；疾之未来，有术不知。

我明告子，子尚听之。色之悦目，惟男女之欲，思所以远之，如脱桎梏⑦。味之所爽口，惟饮食之欲，思所以禁之，如畏鸩毒⑧。多言则伤气，欲养气者言不费。多思伤血，欲养血者思不越。忧不可积，乐不可纵，形不可太劳，神不可太用。凡此数言，终身宜诵。

---

①刘河间：即刘完素，字守真，河间（今河北河间）人，故后世又称其为"刘河间"。大约生活在北宋末年至金代建立初期，即宋徽宗大观四年（1110年）至金章宗承安五年（1200年），是中医历史上著名的"金元四大家"之一"寒凉派"的创始人。

②修真：道教谓学道修行为修真。

③术数：指阴阳五行生克制化的数理。术，指方术；数，指气数、数理。

④持满：保持精气的充足饱满。

⑤抱一：谓专精固守不失其道。

⑥李士材：即李中梓（1588—1655年），字士材，号念莪，又号尽凡，上海浦东人。他父亲是万历十七年（1589年）进士，士材从小就受到良好的教育，因屡试不第，加之体弱多病，乃弃仕途而习医，著有《医宗必读》《本草通玄》《病机沙篆》《李中梓医案》等。

⑦桎梏（zhì gù 志固）：脚镣和手铐，比喻束缚人的东西。

⑧鸩（zhèn 阵）毒：毒酒。

应璩①诗云：昔有行路人，陌上见五叟。年各百余岁，相与锄禾莠。诚心去拜求，何以得此寿？大叟前致词，山妻容貌丑。二叟前致词，忧愁我未有。三叟前致词，饮食节所受。四叟前致词，话少常闭口。五叟前致词，夜卧不覆首。

《杨廉夫②集》中又有路逢三叟之说。上叟前致词，大道抱天全。中叟前致词，寒暑每节宣。下叟前致词，百岁半单眠。

靠天翁③长生诗④

保养三般精气神，少言少欲少劳心。食惟半饱宜清淡，酒止三分莫过醺⑤。常把戏言来取笑，每怀乐意不生嗔。炎凉变诈都休问，任我逍遥过百春。

无求子⑥保养论

保养之道，无过于平日饮食男女之间，能自节受，即是修德。恣肆无忌，即是过恶，潜滋暗长，甚则疾病应之。虽因六淫外感，或七情内伤，实由违犯圣教，以至魂魄相离，精神失守，机体空疎⑦，筋骸不遂，风寒邪气，得以中入。若有德者，虽处幽暗，不敢为非；虽居

---

①应璩（qú 渠）：应璩（190—252 年），字休琏，汝南南顿（今河南项城）人，三国时期曹魏文学家。

②杨廉夫：即杨维桢（1296—1370 年），号铁崖、东维子，诸暨（今浙江诸暨）人，元泰定时期进士，官至建德路总管府推官，元代文学家、书法家。

③靠天翁：据传清代初年扬州城郊，有一位姓田的老者，自号"靠天翁"，寿至 117 岁。

④长生诗：此诗改自明代医家龚廷贤的《摄养诗》。

⑤醺：酒醉。

⑥无求子：即朱肱（1050—1125 年），字翼中，号无求子，晚号大隐翁，吴兴（今浙江湖州）人，因曾官奉议郎，人称朱奉议。元祐三年（1088 年）进士，对《伤寒论》深有研究。

⑦空疎：同"空疏"，指空虚浅薄。

荣禄，不敢为恶。量体而衣，随分而食，虽富贵不敢纵欲，虽贫贱不敢强求，是以外无残暴，内无疾病也。盖心内澄，则真神守其位；气内定，则邪秽去其身。行欺诈，则神昏；行争竞，则神沮。轻薄于人，必减算①；杀害于物，必损年。行一善则神魂欢，作一恶则心气乱。要能宽泰②自居，恬淡自守，则形神安静，灾病不生。

石惺斋长寿十要

要长寿，多积阴功天保佑。要长寿，嬉嬉戏笑眉无皱。要长寿，远离美色如仇寇③。要长寿，三餐量腹依时候。要长寿，热身莫把风寒受。要长寿，出言行事俱从厚。要长寿，大小性命都当救。要长寿，诗酒花月随前后。要长寿，诸般俭省常守旧。要长寿，上床鼾呼神不漏。

石惺斋百字铭

有书真富贵，无事小神仙。花常留我赏，月不放人眠。狂歌兴卓矣，把酒意陶然④。随时皆好日，到处是桃园。栽培心上地，涵养性中天。痴顽学儿戏，喜极舞疯癫。松荫张亭盖，鸟声凑管弦。情思犹梦幻，尘世等云烟。潇洒因知足，宽平⑤为听缘。以此铭肺腑，福增寿更延。

①减算：指缩短寿命。
②宽泰：宽舒安泰。
③仇寇：仇人，敌人。
④陶然：指喜悦、快乐貌。
⑤宽平：宽仁公平。

石惺斋养心歌

　　养我心，静我性，静养心性常安定。养心寡欲是良方，孟子之言真足训①。莫将嗜欲累心思，富贵功名皆幻境。知幻境，即知命，行止快乐无偏病。

石惺斋却病歌

　　人或生得气血弱，不会快活疾病作。病一作，心要乐。心一乐，病即却。心病还将心药医，心不快活空服乐②。与其病重无奈何，何如时时自斟酌。且来唱我却病歌，便是长生不老药。

---

①孟子之言真足训：为修养内心的方法，没有比减少欲望更好的方法了。
②乐：应为"药"。

第二卷 护身宝镜

中州田绵淮伯泗氏纂辑

燕山田裕堂心斋氏校刊

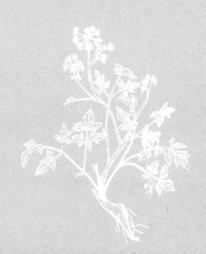

《护身宝镜》序

孝为百行之原，身体发肤受之父母，不敢毁伤，孝之本也。虽然有有形之毁伤，亦有无形之毁伤焉。人当幼冲①之时，起居不迟，自谨②父母，每置己身于不顾，而代子百计保护也。迨动静自由，年值强壮，不体父母生身之劬劳③，而自为斲丧④以遗父母忧。虽为无形之毁伤，亦安得为孝哉？

予本房姪⑤寒劲子，予之业师也。一日出所著《护身宝镜》授予，予展读之，内调五脏，外养四肢，至理名言，凡七十余则，无非曲为圭璧⑥。其躬诚修身之秘诀，防身之宝符⑦也。所谓医道通仙道者，寒劲子有焉。

寒劲受气⑧至薄，少患失血病，往往而剧，于是深味⑨灵素⑩之旨，更学神仙保身之道，回一生于九死。一十余年厥病⑪乃瘳⑫，皆予问字时所亲见之。予天性亦弱，年逾幼学，沉疴几毙。非寒劲教之调和变理，何至今日不遗吾母之痛心哉？

嗟夫！有形之毁伤宜戒，无形之毁伤难防。寒劲护己之身复愿人人各护其身，彙⑬集成帙，公之于世。倘⑭吾侪⑮珍而效之，其不老当益壮者几希矣。故曰：身体发肤受之父母，不敢毁伤，孝之本也。

―――――――――――

①幼冲：谓年龄幼小。

②自谨：自己慎重小心。

③劬（qú 渠）劳：劳苦、苦累，也指父母抚养儿女的劳累。

④斲（zhuó 浊）丧：伤害，特指因沉溺酒色以致伤害身体。

⑤姪：同"侄"。

⑥圭璧：泛指贵重的玉器。

⑦宝符：古代避邪驱鬼的符箓。

⑧受气：中医理论中，受气指受纳水谷精微之气。

⑨深味：细加体味。

⑩灵素：指中医典籍《灵枢》和《素问》。

⑪厥病：中医指经气上逆引起的疾病。

⑫瘳（chōu 抽）：疾病消失。

⑬彙（huì 会）：同"汇"。

⑭倘（tǎng 淌）：同"倘"。

⑮吾侪（chái 柴）：我们这些人。

养生至言

《内经》曰：上古之人①，法于阴阳，和于术数，饮食有节，起居有时②，不妄作劳，故能形与神俱，而终尽③其天年，度百岁乃去。今时之人不然也，以酒为浆，以妄为常，醉以入房，以欲竭其精，以耗散其真；不知持满，不时御神；务快于心，逆于生乐，起居无节，故半百而衰也。夫上古圣人之教下也，虚邪贼风④，避之有时；恬淡虚无，真气从之；精神内守，病安从来。

又曰：外不劳形于事，内无思想之患，以恬愉为务，以自得为功，形骸⑤不敝，精神不散⑥。

《真人大计》曰：懒惰者寿，悭靳⑦者夭，放荡劬劳之异也。田夫寿，膏粱夭，嗜欲多寡之验也。处士⑧少疾，游子多病，事务简烦之殊也。

庄子曰：善遵生者⑨，虽富贵不以养伤身，虽贫贱不以利累形。

学山曰：饮食有节，脾土不泄；调息寡言，肺金自全；动静以敬，心火自定；宠辱不惊，肝木自平；恬然无欲，肾水自足。

纯阳子曰：寡嗜欲以养精，寡言语以养气，寡思虑以养神。

仙经⑩曰：精气神为内三宝，耳目口为外三宝。常令内三宝不逐物而流，外三宝不诱神而扰。

《卫生录》曰：发宜常梳，目宜常运，面宜常搓，耳宜常弹，齿宜常叩，津宜常咽，背宜常温，胸宜常护，腹宜常摩，腿宜常洒，足心

①上古之人：据《黄帝内经·素问·上古天真论》载，为"上古之人，其知道者"。

②有时：据《黄帝内经·素问·上古天真论》载，为"有常"。

③终尽：据《黄帝内经·素问·上古天真论》载，为"尽终"。

④虚邪贼风：据《黄帝内经·素问·上古天真论》载，为"皆谓之虚邪贼风"。

⑤形骸：据《黄帝内经·素问·上古天真论》载，为"形体"。

⑥精神不散：据《黄帝内经·素问·上古天真论》载，为"精神不散，亦可以百数"。

⑦悭靳（qiān jìn 千进）：悭，小气；靳，不肯给予。悭靳，指吝啬的意思。

⑧处士：本指有才德而隐居不仕的人，后亦泛指未做过官的士人。

⑨善遵生者：据《庄子·让王第二十八》载，为"能尊生者"。

⑩仙经：指道教经典。

宜常擦，肢节宜常摇动，皮肤宜常干沐浴。

《杂记》曰：流水之声可以养耳，青禾绿草可以养目，观书读理可以养心，弹琴写字可以养指，逍遥杖履可以养足，静坐调息可以养筋骸。

白玉蟾①曰：薄滋味以养气，去嗔怒以养性，处卑下以养德，守清静以养道。

《集解》曰：久视伤血，久卧伤气，久立伤骨，久行伤筋，久坐伤肉。大喜伤阳，大怒伤肝，思虑伤脾，忧恼伤心，大悲伤肺，大恐伤肾，大惊伤胆，劳倦行房伤精。

《小有经》曰：才所不胜而强思之，伤也；力所不任而强举之，伤也；忧深而不解，重喜而不释，皆伤也。

《神仙传》②曰：养寿之道，但莫伤之而已。

遏欲至言

《延命录》曰：人从欲中生死，谁能无欲？但始则浓厚，渐则淡泊；渐则念头初起，过而不留；又渐则虽有念，如嚼蜡无味；又渐则并无念，斯为真功夫耳。诀曰：不怕念起，就怕觉迟。

张庄简公曰：夏至节嗜欲，冬至禁嗜欲，嗜欲四时皆损人，二至为阴阳消长之际，损人为尤甚耳。

《敬信录》③云：四立④、二分⑤、二至，俱宜戒房事，前后七日。《礼月令》云：先雷三日，奋木铎⑥以令兆民⑦。曰：雷将发声，有不戒其容止者，生子不备，必有凶灾。先雷三日，乃春分前三日也。

---

①白玉蟾：原名葛长庚（1134—1229 年），字白叟、如晦等，号海琼子、海蟾、云外子等，世称紫清先生，北宋琼管安抚司琼山（今海南琼山）人，创立道教南宗宗派，著有《道德宝章》等。

②《神仙传》：东晋葛洪所著的志怪小说集，共 10 卷，书中收录了中国古代传说中的 92 位仙人的事迹。

③《敬信录》：清代徐荣辑编著的临证综合类中医著作，共分四卷。

④四立：即立春、立夏、立秋、立冬。

⑤二分：即春分、秋分。

⑥木铎：以木为舌的大铃，铜质。

⑦兆民：泛指众民，百姓。

《细言》曰：已午二月，火旺金衰。未月土旺水衰，宜独宿淡味，保养金水二脏，以却秋冬疾病。《经》云：冬不藏精，春必病瘟。亥子二月，真阳潜伏，当养其真，以为来春发生之本，此五箇①月为一年之虚。朔望弦晦②，廿三、廿五、廿八为一月之虚。大风大雨，大寒大暑，大雪大雾，雷电虹霓，天地晦冥，日月薄蚀。愁怒惊悲，醉饱劳倦，远行空腹，谋虑勤动，为一日之虚。若疮痍未愈，疾病新痊，尤不止一日之虚。值此四者，可不保养天和，退远帷幕哉？

《勿药真言》云：独宿之妙，不但老年，少壮亦然。日间事务纷扰，心神散乱，全赖夜间休息，以复元气。若日内心猿意马③，狂妄驰驱，至夜又醉饱、恣情、纵欲，不自爱惜，其精神血气，何能堪比？

《阴符经》云：淫声美色，破骨之斧锯也。世人不能秉灵烛以照迷情，持慧剑以割爱欲，流浪生死之海，害生于恩也。

《庄子》曰：人生大可畏者，衽席④之间不知戒也。

老子曰：不可见欲，使心不乱。

佛说女人诗云：龙麝暗熏衣，脂粉厚涂面。人说是牡丹，佛说是花箭。射人入骨髓，死而不知怨。

古诗说女人云：二八佳人体似酥，腰跨宝剑斩愚夫。虽然不见人头落，暗里催君骨髓枯。

古人尝以色欲之事，譬之凌杯盛汤，羽苞蓄火，可不慎乎？

避风

风为百病之长，故养生者，必先避风。

沐浴临风，则病脑风⑤痛风；饮酒向风，则病酒风⑥漏风⑦；劳汗暑

---

①箇（gè 各）：同"个"。

②朔望弦晦：对月亮在一个月里各种形象的古称。

③心猿意马：比喻人的心思流荡散乱，如猿马之难以控制。

④衽（rèn 认）席：泛指卧席。

⑤脑风：风邪上入于脑所引起的病症，属头风一类的疾患。

⑥酒风：饮酒中风者也，因酒而病，故曰酒风。

⑦漏风：古病名，又名酒风，因酒后感受风邪所致。

汗当风，则病中风暑风①；夜露乘风，则病寒热；卧起受风，则病痹厥②。

凡居卧之处，有隙缝小风，伤人尤甚，切宜避之。

避寒

衣凉帽冷，则寒外侵。饮冷食凉，则寒内伤。早起露首洗足，则病身热头痛。纳凉阴室，则病身热恶寒。多食凉水瓜果，则病泄泻腹痛。夏走炎途，贪凉食冷，则病疟痢。

避湿

坐卧湿地，则病痹厥疬风；冲风冒雨，则病身重身痛；长着汗衣，则病麻木发黄；勉强涉水，则病脚气挛痹③；饥饿洗澡，则病骨节烦痛；汗出见湿，则病痤痱④。

避雾

凡有雾天，不可空心⑤出门。如不得已，须饱食之后，再饮温酒数杯，以人马平安散⑥佩之，又以烟袋吸之，不可离火。

---

①暑风：是暑温病，因热盛而出现昏迷、抽搐症状。

②痹厥：指肢体疼痛、麻木之病。

③挛痹：证见筋脉拘挛，肢体麻木疼痛，多由湿热淫盛筋骨所致。

④痤痱（fèi 废）：痱同"痱"，指痱子和疮疖。

⑤空心：指空腹。

⑥人马平安散：由古方行军散加减而来，主治中暑、霍乱、吐泻及感受不正之气。组成为：朱砂21克，雄黄4.5克，月石0.6克，梅片、台麝各0.9克，蟾酥1.2克。上药共研极细末。每用少许，鼻孔闻之。

避疫

凡天行时疫，传染邪气，多于鼻孔吸入。若往病家，须用烧酒涂鼻，或用人马平安散涂鼻，要必食饱之后，饮酒数杯，方可出门。

春日调摄

《内经》曰：春三月，此谓发陈①。天地具生②，万物以荣，早卧早起，广步于庭，披发③缓形，以使志生；生而勿杀，予而勿夺，赏而勿罚，此春气之应，养生之道也。逆之则伤肝，夏为寒变，奉长者少。

春日融和，眺园林亭阁虚厥之处，用摅④滞怀，以畅生气。不可闷坐，以生他郁。语云：歌咏所以养性情，舞蹈所以养血脉。即此时也。

天气寒暄不一，不可顿去绵衣，致咳嗽鼻塞等症。春日穿衣，宜下厚而上薄，床亦如此。

夏日调摄

《内经》曰：夏三月，此谓蕃秀⑤。天地气交，万物华实，晚卧⑥早起，无厌于日，使志无怒⑦，使华成实⑧，使气得泄，若所爱在外，此

---

①发陈：就是利用春阳发泄之机，退除冬蓄之故旧。
②具生：据《黄帝内经·素问·四气调神大论》载，为"俱生"。
③披发：据《黄帝内经·素问·四气调神大论》载，为"被发"。
④摅（shū 书）：表示，发表。
⑤蕃秀：指万物繁衍。
⑥晚卧：据《黄帝内经·素问·四气调神大论》载，为"夜卧"。
⑦无怒：据《黄帝内经·素问·四气调神大论》载，为"勿怒"。
⑧使华成实：据《黄帝内经·素问·四气调神大论》载，为"使华英成秀"。

夏气之应，养长之道也。逆之则伤心，秋为痎疟①，奉收者少，冬至重病。

夏日心旺肾衰，精化为水，须宜独宿保护，以固阴气。不可纳凉窗前檐下，恐贼风伤人。不可久穿汗衣，恐发诸疮，生汗斑②。不可穿晒热衣服，若中热毒，必生暴病。不可坐晒热之物，恐热毒侵肌，生诸疮。不可卧星露月下，恐患风癣冷痹等症。不可用凉水沐浴，恐生虚热阴黄等症。

天热身中有汗，切忌乍凉，不可用凉水洗；不可用扇搧；不可坐卧当风之所与阴寒之地；亦不可饮凉茶水。如热极汗多心慌，只可少饮童便，或益元散，用扇搧两手心，而心自定矣。

天若阴雨，室中宜焚苍术，以避潮湿之气。

秋日调摄

《内经》曰：秋三月，此谓容平③。天气以急，地气以明，早卧早起，与鸡具兴④，使志平安⑤，以缓秋形⑥，收敛神气，使秋气平；无外其志，使肺气清，此秋气之应，养收之道也。逆之则伤肺，冬为飧泄⑦，奉藏者少。

秋日毛发枯槁，神气宜敛，不宜动作出汗。早、晚、风、雨，渐添绵衣，不可使背冷腹凉。不可单衣坐凉石上，恐患寒疝等症。不可卧潮湿之处，恐患腹疼腿疼等症。

---

①痎疟：疟疾的通称，亦指经年不愈的老疟。
②汗斑：即花斑糠疹，旧称花斑癣。
③容平：万物成熟而平定收敛之意。
④具兴：据《黄帝内经·素问·四气调神大论》载，为"俱兴"。
⑤平安：据《黄帝内经·素问·四气调神大论》载，为"安宁"。
⑥秋形：据《黄帝内经·素问·四气调神大论》载，为"秋刑"。
⑦飧（sūn 孙）泄：本病是由清气不升、肝郁脾虚所致。临床表现为大便泄泻清稀并有不消化的食物残渣、肠鸣腹痛、脉弦缓等。

冬日调摄

《内经》曰：冬三月，此谓闭藏。水水地圻①，无扰乎阳，早卧晚起，必待日光，使志若伏若匿，若有私意，若已有得，去寒就温，无泄皮肤②，此冬气之应，养藏之道也。逆之则伤肾，春为痿厥③，奉生者少。

冬日伏阳在内，心胸多热，切忌大汗，恐泄真阳。室中用火以逐寒气，不可烤炙手足，恐引火入心，令人烦躁。不可烤衣烘床，火毒熏蒸，恐至来春发泄，患头昏体热诸症。若床上烘腿烘足，致伤骨髓，为害更大。

太阳未出，不可早起，恐犯霜威，起时须进温汤一碗。不可空心应事，或买卖出门。汤毕，再饮温酒三杯方妙。冒寒归来，不可即饮热汤热酒，恐寒热相对，令人腹疼。若少迟一时，则无此患。

大寒雨雪之途，手足冻至木麻疼痛，切不可用水烫火烤，只可用绵衣暖之，或用少年将热衣暖之更妙。愚尝见一人名杨马者，自言大雪远行，二足冷疼难忍，回家即用大火烤之，热水烫之。后来十指俱落，诚为可怜。

每日调摄

早起不在鸡鸣前，晏起④不在日出后。欲起时，先拍胸三五下⑤，遂以两手擦面及周身，然后披衣。盖暖身骤凉，毛孔必开，易得伤风诸症。古人云：先拍胸，不伤风。此之谓也。下床即食白粥一碗，或

---

①水水地圻（qí 齐）：据《黄帝内经·素问·四气调神大论》载，为"水冰地圻（chè 彻）"，地圻，指地的裂缝。

②无泄皮肤：据《黄帝内经·素问·四气调神大论》载，为"无泄皮肤，使气极夺"。

③痿厥：痿病兼见气血厥逆，以足痿弱不收为主证。

④晏起：很晚才起床。

⑤先拍胸三五下：据《急救广生集》载，为"先拍心胸三四下"。

白面汤一碗，方可应事。

耳不可听非礼之声，不可听悲哀嗟叹之声，不可近听鸟炝①大炮，不可倾耳极听。

目不可视非礼之色，不可极目远视，不可举目观太阳，不可用禽兽脂点灯。天黎明将黑二时，不可看小字细物。

口不可言非礼之事，不可唾地。早晨不可漱口，恐伤津液。饭后漱口，宜用温茶温水，不可太热太凉。

鼻不可嗅不正之气。凡花草香者多有毒或有虫，不可近鼻嗅之。麝香、鹿茸内有细虫难见，若近鼻嗅，虫能入脑。

行必正色，握固中气下贯丹田，两手下垂，两目前向所趋之处。不可仰面低头，前思后想，不可左右摇摆，精神外露。

立必正方，握中②中气下贯丹田，两足相并，两手握拳下垂，不可倚靠他物。

坐必正位，直身整敛手足③，握固中气下贯丹田，清心寡欲，不可思虑他事。

凡加减衣服或更换衣服，俱宜早起之时，不可食后日中，致感冒风寒等症。

凡沐浴先以热水扑胸，则不致冷热冲激。浴罢小便，能去腹中寒温之气。俗云：饥时不沐浴，饱时不剃头。沐浴剃头，俱宜避风。

凡大小便未急，不可强迫，即急不可强忍。便时紧闭口齿，目上视则气不泄。

上半日宜动，下半日宜静。凡事俱早饭后料理，午饭后即当受享清福，闲谈闲游，随意快活。

每夜调摄

古歌云：日出而兴，日入而息。《易》曰：君子以向晦④入晏息⑤。

---

①炝：应为"枪"。

②中：应为"固"。

③整敛手足：端正仪容。

④向晦：傍晚，天将黑。

⑤晏息：休息，安息。

盖日间事务纷扰，精神耗乱，全赖夜间休息以复元气。俗云：三更不眠，血不归肝。养生者宜戒之。

欲卧以前，用冷茶漱口，涤一日饮食之毒。

临睡时解衣上床，先拍胸三五下，然后两手拭摩周身。卧必侧身屈膝，以敛其形，令精神不散。觉时则宜舒展，使气血流通。

既卧，即要一心安慰思睡，不可更虑别事一熬心血。蔡西山①云：先睡心，后睡眼。朱夫子谓，未发之妙。孙真人云：半醉酒，独自宿。软枕头，绵盖足。能息心，自瞑目。

夜卧不可言笑，恐伤肺气。夜卧不可开口，恐失元气，且损牙齿。夜卧不可以被覆首，使得出浊气，以换清气。夜卧不可留灯烛，令人神魂不安。夜卧侧身，二足屈伸不并，则无梦泄②之患。夜卧枕头不可用香花野草，恐引诸虫。夜卧铺盖不可用虎豹皮，令人多惊。夜卧头边不可透风，亦不可近火，透风令人偏正头风③，近火令人脑痈④疮疖。

调息法

不拘时候，随便静坐，平直其身，纵任其体，务令适然，不曲不倚。口中舌搅数次，微微吐出浊气，不得有声。鼻中微微纳入清气，亦不得有声，三五遍有津咽下，叩齿数通。舌抵上颚，唇齿相着，两目垂帘，令胧胧然。一念规中，万缘放下。

渐次调息，自数出入，从一至十，从十至百，摄心在数，不可散乱。如心息相依，杂念不生，则止勿数，任其自然，坐久愈妙。若欲望起身，徐徐舒放手足，勿得遽起⑤。能勤行之，静中光景，种种奇特，直可明心悟道，不但养生全身而已。

---

①蔡西山：即蔡元定（1135—1198 年），字季通，又称西山先生，建宁府建阳（今福建建阳）人，南宋著名理学家、律吕学家、堪舆学家，朱熹理学的主要创建者之一，被誉为"朱门领袖""闽学干城"。

②梦泄：即梦遗。

③偏正头风：头风有正头风、偏头风之分，痛在头之当中者，为正头风；痛在左半部或右半部者，为偏头风。

④脑痈：实为枕项间之痛，易破、易敛，较脑疽病位浅。

⑤遽（jù 巨）起：仓猝起来。

调息之相有四，呼吸有声者风也，守风则散。虽无声而鼻中濇滞①者喘也，守喘则结。不声不滞，而往来有形者气也，守气则劳。不声不滞，出入绵绵，若存若亡，神气相依，是真息也。息息归根，自能夺天地之造化，长生不老。

运气法

闭目静坐，屏绝外缘②，鼻吸清气，以意用力同津咽下，送至丹田略存。转过尾闾③，随即提起，如忍大便状。从夹脊双关④透玉枕⑤，入泥丸⑥，历历如有物，转下鹊桥⑦，同津咽下，仍归丹田，周而复始。

凡病者患在上身，收气当存想⑧其处；患在下身，收气亦当存想其处；患在遍身，当分经络，属上属下，放气则归丹田。初行功一炷香为度，渐增三炷，由是勤行不已。此心与元始齐眉，阴阳从我之造化，有病者刻期而愈，无病者长生不老。邵夫子云：天向日中分造化，人从心上起经纶⑨。

固精法

《金丹秘诀》曰：一擦一兜，左右换手。久久功成，真阳不走。戌

---

①濇（sè 色）滞：不流利。
②外缘：佛教语，谓眼、耳、舌等感觉，缘起于色、声、味等外物。遂泛指使人与外界发生关系的各种因素。
③尾闾：即尾骨。
④夹脊双关：位于脊柱二十四节正中，与中医中脘穴前后对应。
⑤玉枕：中医穴名。
⑥泥丸：道教语，脑神的别名。
⑦下鹊桥：气功术语，任督二脉之间原衔接处称为鹊桥。上鹊桥是印堂（两眉间）、鼻窍处，下鹊桥是尾闾、谷道（肛门）处。
⑧存想：意为思念想象。
⑨经纶：施展抱负，有所作为。

亥二时，阴盛阳衰，宜解衣闭息，盘膝正坐。先提玉茎①，如忍小便状，想我身中元精，自尾闾上升泥丸，转过鹊桥，降至丹田。一手兜肾囊，一手擦脐下，左右换手，各八十一数。古语云：养得丹田暖暖热，便是神仙真妙诀。每行七次，精自固矣。

定神法

神之出入，原无定所，行功之时，则神随气转，固不患其他出矣。若平时，难乎其不外驰也。故于二六时②中，每遇闲暇，静室端坐，目视鼻准，心同太虚，不思不虑，神自定矣。

水潮法

平时端坐凝神息虑，舌抵上颚，闭口调息，津液自生。俟觉满口，分作三咽，以意送下。入心化血，入肝明目，入脾养神，入肺助气，入肾生精，久久行之，自然百骸调畅，诸病不生。《黄庭经》③云：玉泉清水灌灵根，子若修之命长存。逍遥子云：法水潮在关，逍遥日夜还。凝结生诸病，通流便驻颜。

三花聚鼎④

且人身之火，有内外焉。外火有质，借谷气而生。内火无形，随

---

①玉茎：即阴茎。

②二六时：旧时以地支分一昼夜为十二时辰，因用以谓一天到晚，整天整夜。

③《黄庭经》：为道教上清派经典之一，包含《黄庭外景玉经》和《黄庭内景玉经》，相传为晋代魏华存所传。

④三花聚鼎：道教认为，精为玉花，气为金花，神为九花。道家重修炼，以为炼精化气，炼气化神，炼神还虚，最后聚之于顶，可以万劫不侵。

意而起。外火惟一，而内火有三。精为民火，气为臣火，神为君火。君火炽则神疲，神疲则气耗，气耗则精滑，如木出火，焚身乃止。君火不动则神定，神定则气定，气定则精定。三火既定，同会于丹田，是谓三花聚鼎。

五气朝元①

清心释累，绝虑忘情，少思寡欲，见素于朴，易道之工夫也。心清累释，足以尽瑕②；虑绝情忘，足以静世；思欲俱泯，足以造道③；素朴纯一，足以知天下安乐之法。

日间少食宽衣，入室静坐，心无杂想，一念规中。丹书云：人心若与天心合，颠倒阴阳止片时。以心观道，道即心也。以道观心，心即道也。

欲不动精固，水朝元；心不动气固，火朝元；性寂则魂藏，木朝元；情忘则魄伏，金朝元；四大安和，则喜定，土朝元，是谓五气朝元。经云：人能常清静，天地悉皆归。

太上老子六字气诀

五味六欲七情，内伤五脏，外通④九窍，诸疾所由生。故太上以气诀治脏腑之病，其法以呼而泄出脏腑之毒，以吸而采天地之精气以补之。当日小验，旬日大验，一年⑤之后，万病皆除。

呼有六字：呵、呼、呬⑥、嘘、吹、嘻也。吸则一而已。每日自子

---

①五气朝元：道教修炼之法，谓炼内丹者不视、不听、不言、不闻、不动，而五脏之精气生克制化，朝归于黄庭（脐内空处），叫五气朝元。

②尽瑕：意指克服缺点。

③造道：谓提高品德修养。

④通：明代罗洪仙等所著《万寿仙书气功图谱》载，为"攻"。

⑤一年：《万寿仙书气功图谱》载，为"一月"。

⑥呬（xì 戏）：嘘，气，运气吐纳一法。

至巳为六阳时，宜面东静坐，叩齿咽津，然后微微呵出心中浊气，不可有声。即仰头闭口，鼻吸清气以补之，吸时不可有声。但呵出令短，吸入令长，如此六次。再呼以治脾，呬以治肺，嘘以治肝，嘻以治三焦，吹以治肾，俱如前法，吸清气以补之，各六次，是为三十六小周天①也。

六字气诀歌

嘘属肝神主其目，赤翳昏昏泪如哭。都因肝热气上冲，嘘而理之最神速。

呵属心神主其舌，口中干涩心烦热。量疾浅深以呵之，上焦有病皆除却。

呬法灵应切须秘，外属鼻根内关肺。寒热咳嗽及痰涎，以斯吐纳无不济。

吹属肾脏主其耳，腰膝冷多阳道痿。微微纵气以吹之，不用外边求药饵。

嘻属三焦有疾起，三焦有所不平气。不平之气损三焦，但使嘻嘻而自理。

呼属脾神主其土，面黄䐜胀②腹如鼓。积聚泻痢并肠鸣，依法呼之免此苦。

念六字形象歌

肝若嘘时目睁睛，肺如呬气手双擎。心呵顶上连叉手，肾吹抱取膝头平。脾病呼时须撮口，三焦客热③卧嘻宁。

---

①小周天：小周天，本意指地球自转一周，即昼夜循环一周；后经引申，被道教内丹术功法借喻内气在体内沿任、督二脉循环一周。

②面黄䐜（chēng 称）胀：䐜，过饱，肚胀。

③客热：指外来热邪，虚热或假热。

治心气动功

正坐，以两手作拳，左右用力互相筑各六度①。又一手按腕上，一手向下拓空，如重石各六度。又以两手相叉，以一脚蹉②手中，两脚更换蹉各六度。然后叉手顶上，微微阿之，能去心胸一切风邪痰热。每行动良久，俱闭目，三咽三叩齿而止。

治肝气动功

正坐，以两手相重接髀下，徐缓身，左右各三五度。又以两手相叉，翻覆③向胸三五度。然后睁睛微微嘘之，能去肝家一切④风邪毒气。

治脾气动功

正坐，屈一足，伸一足，以两手向后反掣⑤，各三五度。又长跪以两手拒地⑥，回头用力虎视⑦，各三五度。然后撮口微微呼之，能去脾家一切积聚毒气。

①各六度：即各六次。

②蹉（chǎ 又）：即踩。

③翻覆：翻动。

④一切：据《黄庭内景五脏六腑补泻图》载，为"积聚"。

⑤反掣：反拉。

⑥拒地：是指立于地上。

⑦虎视：指如老虎般极为凶猛地注视。

治肺气动功

正坐，以两手据地，缩身曲脊，向上三举。又以两手反拳捶脊三五度，然后两手双擎，微微呬之，能去肺家一切风邪毒气。

治肾气动功

正坐，以两手上从耳左右引肋三五度。又以两手抛射①，左右缓身三五度。又以足前后踰②，左右各三五度。然后抱膝微微吹之，能去腰肾膀胱一切风邪毒气。

治三焦气动功

平身令两脚掌昂头③，以两手挽脚腕起，摇动三五度。又以两手拓地④，举身⑤努腰脊三五度。然后长卧微微嘻之，能去三焦一切风邪毒气。

此六字动功也。初学静功，恐血脉不利，故先行动功。动功毕，咽津叩齿，闭固耳目口鼻。要身似水壶，心如秋水。良久，待其气平血活，然后微微放出浊气。念某字尽，即鼻收清气入于本经，仍及丹田。一收一放，各三十六次，以应天地自然之数。若行功既久，止行静功，不行动功亦可。

《援生四书》校注

①抛射：利用弹力或推力送出。
②踰（yú 于）：越过。
③昂头：抬起头。
④拓地：用手掌撑着地。
⑤举身：纵身一跳。

赤松子十二段锦

一、叩齿。齿为筋骨之馀，常宜叩击，使筋骨活动，齿乃坚固①，每次叩击三十六数。

二、咽津。舌抵上颚，久则津生满口，便当咽之。咽下咽②然有声，使灵液③灌溉五脏，则火自降矣。咽数以多为妙。

三、浴面。两手搓热，拭摩额面二目，自颈及发际，高下随形，如浴面之状，则颜色光泽。然后顺摩两鬓及发，如理栉④之状，则鬓发不斑。遍数以多为妙。

四、鸣天鼓。两手搓热掩两耳，以第二指交搭中指，弹击脑后左右两骨，二十四度，则聪耳。弹击声以壮盛为佳。

五、运膏肓穴。此穴在肩上背心两旁，药石针灸不到之处。将两手按髀，两肩扭转二十四次，如搅辘轳状，则气血通畅，百病不生。

六、托天。两手握拳，以鼻收气，运上泥丸，即向天擎起，如举千斤之重，轻轻放在左右膝上。每行三次，去胸腹邪气。

七、左右开弓。要闭气，将左手伸直，右手作攀弓⑤状，两眼稍看右手，左右各行三次，泻三焦之火。

八、擦丹田。左手托肾囊，右手擦丹田，三十六次。然后左手转换如前法。

九、摩内肾穴。闭气，将两手搓热，向后擦肾堂命门，遍数以多为妙。

十、擦涌泉穴。用左手扳左脚，右手擦左脚心。转换右脚如前行，遍数以多为妙。

十一、摩夹脊穴。此穴在背脊之下，大便⑥之上，统一身之血脉，摩之遍数以多为妙。

---

①齿乃坚固：据《寿世青编》载，为"心神清爽"。

②咽（guō 过）：拟声词，喝汤水等的下咽声。

③灵液：即唾液。道教以为唾液可以灌溉脏腑，润泽肢体，故称。

④理栉：意指梳头。

⑤攀弓：即拉弓。

⑥大便：此处代指肛门。

十二、洒腿。左足立定，右足提起，洒七次。换右足立定，如前行，则行走爽健。

姜太公导引歌

闭目冥心①坐，握固静思神。叩齿三十六，两手抱昆仑②。左右鸣天鼓，二十四度闻。微摆撼天柱③，赤龙④搅水浑。漱津三十六，神水⑤满口均。一口分三咽，龙行虎自奔。闭气搓手热，背摩后精门⑥。尽此一口气，想火烧脐轮⑦。左右辘轳转，两脚放舒伸。举手双虚托，低头攀足频。以候逆水上，再漱再咽津。如此三度毕，神水九次吞。咽下汨汨响，百脉自调匀。河车⑧搬运讫，发火偏烧身。邪魔不敢近，梦寐不能昏。寒暑不能入，灾病不能侵。子后午前作，造化合乾坤。循环次第转，八卦是良因。

东方朔运养心气歌⑨

子午⑩披衣暖室中，凝神澄虑⑪面朝东。二十四度⑫鸣天鼓，叩齿三

---

①冥心：泯灭俗念，使心境宁静。

②昆仑：此处指头部。

③天柱：即天柱穴，位于后发际正中旁开1.3寸处。据《穴名释义》载，人体以头为天，颈项犹擎天之柱，穴在项部方肌起始部，天柱骨之两旁，故名天柱。

④赤龙：此处指舌头。

⑤神水：唾液的别称。

⑥精门：即肾腧。

⑦脐轮：指位于肚脐的神阙。

⑧河车：道教中指真一之气的运行。

⑨东方朔运养心气歌：此诗实为东晋许逊所写《长生导引歌》中的内容。

⑩子午：据《长生导引歌》载，为"子夜"。

⑪澄虑：据《长生导引歌》载，为"端坐"。

⑫二十四度：据《长生导引歌》载，为"澄心闭目"。

十六数同①。两手向腮匀天泽②，七回摩掌润③双瞳。须知吐纳二十四，舌搅华池④三咽中。

纯阳祖师五行功歌

双托一度通三焦，左肝右肺如射雕。调养脾胃须单举，元海华池内顾朝。摇肩摆臂和心气，手扳涌泉理肾腰。每日如法三次毕，方才发火遍身烧。请君子后午前行，管许延年百病消。

彭祖明目法

平地坐定，以两手反背，伸左胫，右膝压左腿上，行五息引肺去风，久久为之，夜间视物如昼。又法，鸡鸣时，以两手擦热，熨两目数度，以指拭目左右，有神光。

钟离仙聪耳法

治一切头痛昏旋之症。端坐唆牙⑤闭息⑥，用两手掩两耳，击天鼓三十六通。存想元神逆上泥丸，以逐其邪，则病除而耳聪。

---

①叩齿三十六数同：据《长生导引歌》载，为"三十六局声亦同"。

②天泽：据《长生导引歌》载，为"赤泽"，指促使血液通畅。

③润：据《长生导引歌》载，为"熨"。

④华池：口的舌下部位。泛指口。

⑤唆牙：咬紧牙关。

⑥闭息：闭气。

纯阳祖师任脉诀

预防百病。盘膝端坐，用手按日月两旁①穴九次，运气九口。又法，两手按膝，左右扭肩运气十四口。久久行之，百病不生。

铁拐仙指路诀

治瘫痪。立定，右手指右，左脚前踏，以目左视，运气二十四口。少顷，左手指左，右脚前踏，以目右视，运气二十四口。

何仙姑蹬天势

治一切腹痛。平地坐定，用两手抱膝齐胸，左右足蹬搬各九次，运气二十四口。

张果老抽添火候法

治三焦客热上冲，耳目昏暗。正坐，用两手摩热脐轮，然后按两膝，闭口静坐，侯气定，运气九口。

---

①日月两旁：即双目两旁。道教认为，常存日月于两目，则光于身合，则神通矣。

韩湘子活人心法

治腰曲头摇。双足并立，低头弯腰，两手交互，如揖拜形，手须与脚尖齐，运气二十四口。

曹国舅脱靴势

治腿脚疼痛。立定，右手作扳墙形，左手下垂，右脚向前虚蹬，运气一十六口。左右同。

蓝采和乌龙摆角势

治遍身疼痛。平地端坐，舒两脚，两手握拳，连身向前，运气二十四口。又以两脚蹬定，低头，两手搬两脚尖，运气二十四口。

庄子抚琴势

治久病黄肿。默坐，以两手按膝，尽力搓摩。存想，侯气行遍身，复运气四十九口，则气通血融而病除。

徐仙翁存气开关法

治肚腹虚饱。平地坐定，用两手搬两肩，以目左视，运气十二口。

转目右视，呼吸同前。

葛仙翁开胸诀

治胸腔痞闷。八字立定，将两手相叉，向胸前往来擦摩，运气二十四口。又法，以左手用力向左，而右手亦用力随之，头则向右，而目力右视，运气九口。换手同。

尹清和^①安寝法

治脾胃虚弱，五谷不消。以身仰卧，右脚架左脚上直舒，两手搬肩，行功运气一十二口。

马丹阳^②周天火候法

治元气衰败。平地坐定，用两手擦热糅目。然后柱定两肋下行气，令其气上升，运气一十二口。

---

①尹清和：即尹志平（1169—1251 年），字太和，山东莱州（今掖县）人，全真道第六代掌教宗师。中统二年（1261 年），诏赠"清和妙道广化真人"，至大三年（1310 年），加赠"清和妙道广化崇教大真人"，故称尹清和。

②马丹阳：初名从义（1123—1183 年），字宜甫，更名钰，字玄宝，号丹阳子，宋代陕西扶风人，后迁往山东登州宁海（今山东牟平），擅针灸疗法，道教全真道北七真之一，全真道遇仙派的创立者。

邱长春①搅辘轳势

治背膊疼痛。高坐，将左右脚斜舒，两首长按膝，行功运气一十二口。

白玉蟾饿虎扑食势

治绞肠沙。以肚腹着地，脚手用力朝上，运气一十二口，脚手摇动三五次。复坐，再运气一十二口。

虚静天师②卧云势

治色劳虚怯。侧卧，右手枕头，左手握固阴处，右腿在下踡屈，左腿伸直压上，闭目收气，二十四口。复运气一十二口。

薛真人封金柜法

治梦遗滑精。每当寤寐之时③，凝息定气，以两手搓脐，各十数次。复以两手搓肋腹各五七次，左右摇扇三两次。然后送气纳于丹田，

---

①邱长春：即邱处机（1148—1227年），字通密，道号长春子，登州栖霞（今山东栖霞）人，道教全真道掌教、医药学家，著有《大丹直指》《摄生消息论》等。
②虚静天师：即虚靖天师张继先（1092—1127年），字嘉闻，又字道正。北宋末著名道士，正一天师道第三十代天师，宋徽宗赐号"虚靖先生"。
③寤寐之时：指早上醒时和晚上睡时。

握固良久，屈足侧卧，运气九口①。

陈希夷大睡功

　　侧卧，左腿在下微踡，右腿在上微伸，专收走精。精欲走时，将左手中指塞右鼻孔内，右手中指按尾闾穴，把精气截住，运气六口。

张紫阳②托天势

　　治肚腹膨胀雷鸣，遍身疼痛。立定，以两手托天，脚踏四地，紧撮谷道，运气六口。

曹仙姑观太极法

　　治火眼肿疼。立定，以舌抵上颚，目视鼻准，将心火下降涌泉穴，肾水上提昆仑，运气二十四口。

麻姑仙磨疾诀

　　治气脉不通。立定，左边不通，右手行功，意引在左。右边不通，左手行功，意引在右。各运气五口。

---

①运气九口：据《痰火点雪》载，为"永无走泄矣"。
②张紫阳：原名张伯端（984—1082 年），字平叔，号紫阳，后改名用成（诚），北宋天台（今浙江天台）人，道教奉其为南宗五祖之首，称紫阳真人。

张真奴神注法[1]

治心气疼痛。盘膝端坐，两手按膝，用意在中。右视左提，左视右提，左右运气各一十二口。

孚佑帝君[2]拔剑势

治一切心疼。丁字立定，以右手扬起视左，运气九口。复以左手扬起视右，运气九口，其转首回顾并同。

李真人海底捞月势

此法和气养血，使气不乱攻。将身曲下如打恭[3]形，手足俱要交叉伏地，左右行功，运气各一十二口。

魏真人破风法[4]

治年久风痹。平地端坐，右手作拳主右肋，左手舒拳按膝，存想运气于病处，左右各六口。

---

①张真奴神注法：据《万寿仙书气功图谱》载，为"张真奴神注图"。

②孚佑帝君：即吕洞宾。

③打恭：弯下身子作揖。

④魏真人破风法：据《万寿仙书气功图谱》载，为"魏伯阳破风法"。魏伯阳（约151—221年），名翱，字伯阳，道号云牙子，会稽上虞（今浙江绍兴市上虞区）人，东汉著名炼丹理论家。其所著《周易参同契》，是现存系统阐述炼丹理论的最早著作。

傅真人抱顶法①

治头昏。平地端坐，将两手搓热，按抱顶门②，闭目凝神，吹呵鼓气，升腾顶上，复运气十七口。

夏云峰猛虎出洞势

治背脊疼痛。将身曲起伏地上，两膝跪下，两手按地，行功运气，左右各六口。

高象先凤张势

治腰腿疼痛。以身蹲下，曲拳弯腰，起手过顶，口鼻微出清气六口。左脚向前，右脚尖顶左脚跟，仍运气六口。

孙真人乌龙探爪势③

治腰腿疼痛。平地坐定，直舒两腿，以两手前探，搬两脚齐，往来行功，运气一十九口。

---

①傅真人抱顶法：据《万寿仙书气功图谱》载，为"傅元虚抱顶法"。
②顶门：头顶的前部。因其中央有囟门，故称。
③孙真人乌龙探爪势：据《万寿仙书气功图谱》载，为"孙玄虚乌龙探爪形"。

常真人童子拜势

治前后心疼。将身八字立定，低头至胸前，用两手叉定腹上，行功运气一十九口。

陈泥丸^①拏^②凤窝法

治湿脑头风。背坐，以两手抱耳，连后脑，合掌一十二次，运气一十二口。

孙仙姑摇旗势^③

治痢疾。以身向前舒，如取物状。再将右脚翘起，向后屈伸数次，运气二十四口。左右同。

昭灵仙女行病诀

治冷痹腿脚疼痛。并足立定，左手向前直舒，左手^④捏左臂肚，运

---

①陈泥丸：即陈楠（？—1213 年），字南木，号翠虚子，又号陈泥丸，惠州博罗（今广东省惠州市惠城区小金）人，开创南宗"清修派"，为南宗第四代传人。

②拏（ná 拿）：同"拿"。

③孙仙姑摇旗势：据《万寿仙书气功图谱》载，为"孙不二姑摇旗形"。孙不二，即孙富春（1119—1182 年），法名不二，号清静散人，或称孙仙姑，宁海（今山东牟平）人，修道于洛阳凤仙姑洞，元世祖赐封"清静渊真顺德真人"，元武宗加封其为"清净渊贞玄虚顺化元君"，"北七真"之一。

④左手：应为"右手"。

气二十四口。

玉真山人捉拇法①

治疝气。以两手捉两脚大拇指，挽五息，引复中气遍行身体。又法，十指通挽，行之尤妙。

王玉阳②散痛法

治时气遍身疼痛。正身立定，将右脚向前，左脚向后，两手握拳，主肚，运气二十四口，左右同。

刘真人起汗法

治四时伤寒。端坐闭息，用两手擦摩极热，抱住外肾③及阴囊。头如礼拜，屈折至地，运气数口，不过六七次，汗出自愈。

徐真人摇天柱法④

治头面肩背一切疮疾。盘膝正坐，以两手端抄于心下，摇动天心，左右运气，呵吹各二十四口。

---

①玉真山人捉拇法：据《万寿仙书气功图谱》载，为"东方朔捉拇法"。
②王玉阳：即王处一（1142—1217 年），号玉阳子（一说字玉阳，号全阳子，一说号华阳子），宁海东牟（今山东乳山）人，道教全真嵛山开派祖师。
③外肾：即睾丸。
④徐真人摇天柱法：据《万寿仙书气功图谱》载，为"徐绅祖摇天柱形"。

郝真人升降法

治肚腹虚肿。盘膝正坐，以两手作托物状，运气导引上提九口，然后两手按膝，运气下行九口。

赵真人通滞法[①]

气滞则痛，血凝则肿。不拘坐卧，以两手搓热，摩滞处四十九次，然后以津涂之。行不数日，则气散肿消矣。

玉真人消积法

凡有因食而积，因气而积者，便当升身闭息，往来鼓腹。俟其气满，缓缓呵出，每行五七次，即时通快，久则积消。

孙真人起火法

子午二时，内外视应，闭息升身，则肾中之火生矣。火为水中之金，烹而炼之，立可成丹。真人曰：火阳得地，在六爻[②]宁静之时；真气流行，在三阳交会之际，此为丈夫炼形[③]，外邪不感，五脏无滞，百脉通融，而四肢康健也。

以上乃神仙相传之秘诀也，有病行之，顷刻而愈；无病行之，长生不老，学者宝之。

第二卷　护身宝镜

六三

---

①赵真人通滞法：据《痰火点雪》载，此法为"闭摩通滞气法"，行时"须闭息"。

②六爻：《易》卦之画曰爻。六十四卦中，每卦六画，故称六爻。

③炼形：道家谓修炼自身形体。

第三卷　本草省常

中州田绵淮伯泗氏著辑

燕山田裕堂心斋氏校刊

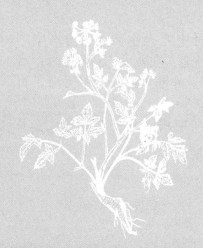

《本草省常》序

先大父①尝患②女科之难，著《择善录》③十二卷；悲行人之疾苦，著《随身佩》一卷；恐饮食之害人，欲著本草而未果。夫本草自古经后不啻数百家，可谓夥④矣。有一病，即有一药；病千变，药亦千变，可谓详且备矣。又何待今日之重复烦琐也哉？

独是养生与治病均系匪轻诸家采取，皆因病资用至于平常饮食不及省察。倘入口不宜不几⑤，以养人者害人乎？惟《濒湖》⑥《纲目》⑦意旨周密，可称医家至宝，养生者每苦其繁而难穷他。如孙氏之《食治》⑧、崔氏之《食经》⑨、孟氏之《食疗》⑩、陈氏之《食性》⑪、吴氏之《日用》⑫、周宪王之《救荒》⑬，以及食物《食鉴》⑭《心鉴》⑮《清鉴》《养疗》《便览》⑯《类编》⑰《通说》⑱《会纂》⑲诸本，虽专为饮食

---

①先大父：指田绵淮的祖父田述宗。田述宗（1767—1827 年），字绍会，号鲁斋，清代河南归德府（今河南商丘）人，候选布政司经历，精通医术，著有《妇科择善录》《随身佩》。

②患：忧虑。

③《择善录》：即《妇科择善录》。

④夥（huǒ 火）：多。

⑤不几：不盘查。

⑥《濒湖》：即明代李时珍所著《濒湖脉学》。

⑦《纲目》：即明代李时珍所著《本草纲目》。

⑧孙氏之《食治》：即唐代孙思邈所著《千金食治》。

⑨崔氏之《食经》：即北魏崔浩所著《食经》。

⑩孟氏之《食疗》：即唐代孟诜所著《食疗本草》。

⑪陈氏之《食性》：即南唐陈士良（一说陈仕良）所著《食性本草》。

⑫吴氏之《日用》：即元代吴瑞所著《日用本草》。

⑬周宪王之《救荒》：即明代朱橚组织编写的《救荒本草》。周宪王，应为“周定王”。

⑭《食鉴》：即清代柴裔所著《食鉴本草》。

⑮《心鉴》：即唐代咎（zǎn 攒）殷所著《食医心鉴》。

⑯《便览》：即明代张洁所著《仁术便览》。

⑰《类编》：即清代曹绳彦所著《万方类编》，又名《本草纲目万方类编》《古今名医万方类编》。

⑱《通说》：应为“《通玄》”，即明代李中梓所著《本草通玄》。

⑲《会纂》：即清代沈李龙所著《食物本草会纂》。

所需，要知古今易制，名义多殊，读者未能瞭①。

愚不揣固陋，妄加品评，博采众论之长，斟酌时地之异，遵依古人者十之七，验诸已身者十之三，爰②辑小帙③，题曰《本草省常》。非敢以著述名世也，聊以竟先人未竟之志也云而。

清代第四癸酉年九月既望中州田绵淮伯洇氏书于寒劲小斋

饮食说略

饮以养阳，食以养阴。饮食宜常少，亦勿令过虚。不饥强食则脾劳④，不渴强饮则胃胀。

早饭宜早，中饭宜饱，晚饭宜少。食后不可怒，怒后不可食⑤。

食宜和淡，不可厚味；食宜温暖，不可寒冷；食宜软烂，不可坚硬。食罢勿便卧，饮罢勿就寝。

先饥而食，食不过饱⑥。先渴而饮，饮不过多。大饥勿大食，大渴勿大饮。

黏硬难消之物宜少食，荤腥油腻之物宜少食，香燥炙煿⑦之物宜少食，瓜果生冷之物宜少食，五谷新登者宜少食。

食饐⑧而餲⑨、鱼馁⑩而肉败勿食，色恶勿食，臭恶勿食，失饪⑪勿食，不时⑫勿食。

---

①瞭：明白，清晰。

②爰（yuán 元）：于是。

③帙（zhì 至）：古代一套线装书叫一帙。

④脾劳：指因饮食劳倦伤脾所致的病证。

⑤食后不可怒，怒后不可食："恕"应为"怒"。《传家宝全集》曰："人一恼怒，则胸口气塞，痰与食结，胶滞上焦，多成反胃噎膈、鼓胀等病，莫能医治，切须记戒。"

⑥食不过饱：清代石成金所著《长生秘诀》曰："若过饱则损气而脾劳。"

⑦炙煿（bó 伯）：熏烤。

⑧食饐（yì 忆）：食物腐败发臭。

⑨餲（ài 艾）：（食物）经久而变味。

⑩鱼馁：鱼腐烂。

⑪失饪：烹调生熟失宜。

⑫不时：不适时；不合时。

食不厌精细，饮不厌温热。勿令五味胜谷气，勿令谷气胜元气。《物理论》①曰：谷气胜元气，其人肥而不寿。故养生者，常令谷气少，则病不生。谷气且然，况五味餍饫②为五内③害乎？

酸多伤脾，苦多伤肺，咸多伤心，甘多伤肾，辛多伤肝。多食咸，则脉凝涩而变色；多食苦，则皮槁而毛拔；多食辛，则筋急而爪枯；多食酸，则肉胝皱而唇揭④；多食甘，则骨痛而发落。

酸伤筋，辛胜酸；苦伤气，咸胜苦；甘伤肉，酸胜甘；辛伤皮毛，苦胜辛；咸伤血，甘胜咸。

春宜甘，不宜酸；夏宜辛，不宜苦；秋宜酸，不宜辛；冬宜苦，不宜咸；四季宜咸，不宜甘。

脾喜音乐。《周礼》云：乐以侑食⑤。盖丝竹⑥之声，耳才闻，脾即磨矣。故夜食多则脾不磨，以为无声可听也。

脾喜暖而恶寒，然亦不可太热，反伤胃脘，且损牙齿，所谓过犹不及也，大抵以热不炙唇为宜。

脾喜燥而恶湿。茶以少饮，空心尤忌。唯食后，饮之无妨。饮必热茶，凉则聚痰。

酒宜少饮，仍忌粗与速。饮必温酒，热则伤肺，凉则伤肾。酒醇香者良，茶细者佳。俗谓"茶粗酒薄不伤人"者非。

日暮勿饱食，月暮⑦勿醉饮。大醉伤肺，大饱伤脾，大饥伤气，大渴伤血。冬则朝勿饥，夏则夜勿饱。夜间勿食生葱、韭、薤⑧、蒜，伤人心。

正月勿食生葱，令人面生游风⑨，宜食五辛以辟厉气。

---

①《物理论》：西晋杨泉著。杨泉，字德渊，别名杨子，生卒年不详，西晋梁国（今河南商丘）人，道家崇有派代表人物。

②餍饫（yàn yù 研玉）：形容食品极丰盛。

③五内：即五脏。

④肉胝皱而唇揭：指皮厚而皱缩，嘴唇干裂脱皮。

⑤侑（yòu 又）食：劝食。

⑥丝竹：弦乐器与竹管乐器之总称，亦泛指音乐。

⑦月暮：指深夜。

⑧薤（xiè 泄）：多年生草本植物，地下有鳞茎，叶子细长，花紫色。其鳞茎可作蔬菜，称为藠（jiào 叫）头。

⑨游风：此证生于面上，初发面目水肿，痒若虫行，肌肤干燥，时起白屑。次后极痒，抓破，热湿盛者津黄水，风燥盛者津血，痛楚难堪。由平素血燥，过食辛辣厚味，以致阳明胃经湿热受风而成。

二月勿食蓼①，伤人肾；宜食韭，益人心。

三月勿食小蒜②，伤人志；宜食韭，益人心。

四月勿食芜荽③，伤人神；宜饮桑葚酒，暖丹田。

五月勿食韭，昏人目；勿食茄，主动气；宜食温暖物。

五月五日勿食生冷，发百病；宜饮雄黄酒，解百毒。

六月勿食韭，昏人目；宜食西瓜，以解暑气。

七月勿食苋④，损人腹；宜食脂麻，以润脏腑。

八月勿食生姜，伤人神；宜食韭，益人胃。

九月勿食生姜，损人目；勿食葵菜⑤，伤人脾。

十月勿食生葱，伤人精；勿食椒，伤人脉；宜食法制槐豆，去百病。

十一月勿食薤，令人多涕唾；勿食被霜生菜，令人病。

十二月勿食虾蟹着甲之物，能伤人；宜食猪脂饼。

凡例

一、集原为养生者鉴，非为治病者言也，故草木金石之品俱不录。

二、物品气禀乎天，味成乎地，性居其间。是集只辨某性，不辨气味。盖所采俱属日用之常，气味人所共知耳。

三、天地生物无穷，前书从来未载者，如匾豆、红芋之类，见今世种者颇多，食之宜人，是集俱为采入，以质高明。

四、集所载，有损无益者，如葵菜、慈菇之类；有断不可尝者，如雁、燕、骡、马之类；有食之杀人者，如河豚之类，既无可取，每见人食，今特录之，欲人知所戒云。

五、自古本草俱有是名，而今并无是物者，或有是物，而饮食寻

---

① 蓼（liǎo）：一年生或多年生草本植物，叶子互生，花多为淡红色或白色，结瘦果。种类很多，常见的有蓼蓝、水蓼等。

② 小蒜：一般指薤白头，又名小根蒜、野蒜。

③ 芜荽（yán suī 严虽）：又名胡荽、香荽。

④ 苋（xiàn 县）：即苋菜，又名雁来红、老少年、老来少、三色苋等。

⑤ 葵菜：即冬葵，民间称冬寒菜、冬苋菜或滑菜。此菜我国各地有野生，幼苗或嫩茎叶可食用，也可入药。

常未用者，俱为削去。

六、集所载，共三百六十五品，以效本经之数。复将禽兽类中，删去一十五品，其余详著其短，略著其长者，恐人贪口腹而恣杀生灵也。

七、集考证前书，删繁取要，义求其该，文从乎简，发明未必尽是。愿高明之家教之。

一、水性类（一十九品）

井泉水

井泉水，初出为新汲水①，平旦②第一汲为井华水。性平，除烦，解渴，清热，助阴。然味凉不可轻饮，宜作汤饭，养人五脏，生气血。其功极广，难以尽述，用平旦新汲者佳。雨后水浑，擂③入桃、杏仁澄之。

百沸汤 （附：半滚水）

百沸汤，一名太和汤，即白开水滚百沸者也。性平，助阳气，行经络。

附：半滚水④

半滚水，伤元气，令人腹胀。

---

①新汲水：指每天不论何时刚打出来的井水。

②平旦：清晨。

③擂（léi 雷）：研磨。

④半滚水：即尚未沸腾的半沸水。

生熟水①

生熟水，一名阴阳水，以新汲水、百沸汤相合而成也。性平，调中消食，治霍乱、吐泻有神功。

地浆水②

地浆水，一名土浆，掘黄土三尺作坎，以新汲水沃入③，搅浑，少顷澄清者是也。性寒，清热，解一切鱼、肉、菜、果、诸药、诸菌毒。

甘泉水④

甘泉水，一名醴泉水，味甘如醴，故名。性平，服之令人多寿。王者德至则醴泉出⑤，东汉光武帝中元元年，出醴泉，京师人饮之，痼疾皆除。

玉泉水⑥

玉泉水，有玉处山谷之泉水也。性温，服之令人体润，久服须发不白，成神仙。

---

①生熟水：据《本草纲目》载，为"生熟汤"。据《得配本草》有"阴阳不和，吐泻交作，不能纳食及药，危甚者先饮数口即定"。

②地浆水：据《本草纲目》载，地浆水可"解中毒烦闷。疗霍乱及中卒死者，饮一升妙"。

③沃入：浇入。

④甘泉水：据《本草纲目》载："醴，薄酒也，泉味如之，故名。"

⑤王者德至则醴（lǐ）泉出：据《本草纲目》载，甘泉水"出无常处，王者德至渊泉，时代升平，则醴泉出，可以养老"。

⑥玉泉水：《本草纲目》称其为"玉井水"，指出"山有玉而草木润，身有玉而毛发黑。玉既重宝，水又灵长，故有延生之望。今人近山多寿者，岂非玉石津液之功乎。太华山有玉水溜下，土人得服之，多长生"。

乳泉水①

乳泉水，近乳穴处流出之泉水也。性温，服之令人能食，久服体润，肥健不老。

山水②

山水，山岩土石间所出，泉流为溪涧者也。性寒，解热毒、呕吐、烦闷。要知山水，不可轻入。汪颖③云：昔在浔阳，忽一日城中马死数百。询之，前日雨洗出山谷虫蛇之毒，马饮其水然也。

河水（附：江水）

河水，一名千里水，一名长流水，一名甘烂水，一名劳水④。性平，益脾胃，助肾气，养五劳七伤⑤。

附：江水⑥

江水，略同。

---

①乳泉水：《本草纲目》称其为"乳穴水"，指出"人多取水作饮酿酒，大有益。其水浓者，秤之重于他水。煎之上有盐花，此真乳液也"。

②山水：《本草纲目》称其为"山岩泉水"，指出"《尔雅》云：水正出曰滥泉，悬出曰沃泉，仄出（即穴出）曰泉。其泉源远清冷，或山有玉石、美草木者为良；其山有黑土、毒石、恶草者不可用。陆羽云：凡瀑涌漱湍之水，饮之令人有颈疾"。

③汪颖：明代《食物本草》的作者之一。

④劳水：据《本草纲目》载"劳水即扬泛水，张仲景谓之甘烂水。用流水二斗，置大盆中，以杓高扬之千遍，有沸珠相逐，乃取煎药。盖水性本咸而体重，劳之则甘而轻，取其不助肾气而益脾胃也"。

⑤益脾胃，助肾气，养五劳七伤：据《本草纲目》载，主治"病后虚弱，扬之万遍，煮药禁神最验。主五劳七伤，肾虚脾弱，阳盛阴虚，目不能暝，及霍乱吐利，伤寒后欲作奔豚"。

⑥江水：据《本草纲目》载，江水"流泉远涉，顺势归海，不逆上流，用以治头，必归于下"。

海水①

海水，性微温，有小毒，饮之，吐下宿食胕胀②；煮浴，治风癣。

春雨水③

春雨水，性平，益气升阳。

夏雨水

夏雨水，性平，有小毒，易生脾胃疾。

雹水

雹水，性冷，有毒，易生疫疾大风颠邪之症。

秋雨水

秋雨水，性平，有小毒，易作泄泻，至寒露以后始无毒，滋补五脏。

秋露水

秋露水，性平，止渴润肺，令人好颜色。

甘露

甘露，一名膏露，一名瑞露，一名天酒，一名神浆，其凝如脂，其甘如饴，故有甘、膏、酒、浆之名。《列星图》云：天乳一星明润，

---

①海水：《本草纲目》称之为"碧海水"。
②胕胀：腹胀。
③春雨水：立春雨水，《本草纲目》载"宜煎发散及补中益气药"。

则甘露降。《晋中兴书》云：王者敬养耆老①，则降于松柏；尊贤容众，则降于竹苇。性寒，润五脏，美颜色，久服不饥，成神仙。

冬霜水②

冬霜水，性寒，解酒面热赤，多服伤人。

腊雪水③

腊雪水，性寒，宜烹茶，止消渴，清眼赤。冬至后第三戌④为腊，非腊雪水，不可用。

冰水

冰水，性寒，解烧酒毒，多服伤人。夏日食冰⑤，与气候相反，伤人尤甚。

禁忌

凡水气味不善者，不可服。

凡水停污浊暖者，不可服。

凡水照人影动者，不可服。

凡水经宿，有五色光华者，不可服。

凡屋内放水过夜，恐有虫毒，不可服。

凡铜器盛水过夜者，不可服。

①耆老：指年老而有地位的士绅。泛指老年人。

②冬霜水：据《本草纲目》载，"阴盛则露凝为霜，霜能杀物而露能滋物，性随时异也""食之解酒热，伤寒鼻塞，酒后诸热面赤者"。

③腊雪水：据《本草纲目》载，腊雪水气味"甘，冷，无毒"。主治"解一切毒，治天行时气温疫，小儿热痫狂啼，大人丹石发动，酒后暴热，黄胆，仍小温服之。洗目，退赤。煎茶煮粥，解热止渴。宜煎伤寒火暍之药，抹痱亦良"。

④冬至后第三戌：即三九。

⑤夏日食冰：《本草纲目》指出，"夏暑盛热食冰，应与气候相反，便非宜人，诚恐入腹冷热相激，却致诸疾也""宋徽宗食冰太过，病脾疾。国医不效，召杨介诊之。介用大理中丸。上曰：服之屡矣。介曰：疾因食冰，臣因以冰煎此药，是治受病之原也。服之果愈。若此，可谓舌机之士矣"。

凡屋檐滴水，不可服。

凡井中沸溢之水，不可服。

凡瀑涌激湍之水，不可服。

凡夏日泽中之水①，恐有鱼鳖精，不可服。

凡古井之水，不可服。

凡阴地流泉②，不可服。

凡沙河之水，多令人瘖③，不可服。

凡两山夹水④，令人生恶疮，不可服。

凡流水有声，令人生瘿瘤，不可服。

二、谷性类（四十七品）

脂麻

脂麻，一名胡麻，一名交麻，一名油麻，一名方茎，一名狗虱，一名巨胜子，俗作芝麻。生性平，熟性温，宜熟食，补虚劳，祛风湿，润五脏，解百毒，乌须发，壮筋骨，填精益气，聪耳明目。久食却病延年，轻身不老。黑者尤良。

大麻仁⑤

大麻仁，一名汉麻，一名火麻。性平，暖脾润燥，利大小肠，去风气，破积血，通乳调经，益毛发，长肌肉。久食令人肥健，心欢。多食男子痿阳滑精，女子损血脉，发带疾。服茯苓、白薇、牡蛎者忌之。

---

①夏日泽中之水：据《本草纲目》载，夏日泽中之水"人饮之，成瘕病"。瘕病，指妇女腹中结块病，还指腹中生的虫病。

②阴地流泉：据《本草纲目》载，阴地流泉"有毒，二、八月行人饮之，成瘴疟，损脚力"。

③瘖（yīn 因）：同"喑"。

④两山夹水：据《本草纲目》载，两山夹水"其人多瘿"。

⑤大麻仁：据《本草纲目》载，大麻仁主治"一百二十种恶风，黑色遍身苦痒，逐诸风恶血，治女人经候不通。治健忘及金疮内漏"。

苘麻仁①

苘麻仁，一作檾②。性平，润燥和中，愈一切眼疾。

绵子仁③

绵子仁，性温，补肺和中，止妇人带下。

小麦

小麦，一名来，亦作秾④。北产者性平，无毒，宜多食；养心除烦，益气补虚；陈者良，新者有小毒，微热。南产者，未经霜雪，性燥有毒，多食发热壅气⑤；陈者少食无妨，新者毒大。

大麦

大麦，一名牟，亦作麰⑥。性平，调中益气，宽肠胃，化谷食，补虚劣，壮血脉，久食添颜色，多食易生癣。

穬麦⑦

穬麦，一名御麦。性微寒，除热消食，益气补中，久食令人轻健。

---

①苘（qǐng 请）麻仁：即苘麻子，又名青麻子、野棉花子、白麻子、青麻、白麻，气味平，苦，用于治疗赤白痢疾，淋病涩痛，痈肿目翳。

②檾（qǐng 请）：同"苘"。

③绵子仁：今即棉籽。据《本草纲目》载，"古之绵絮，乃茧丝缠延，不可纺织者。今之绵絮，则多木棉也。入药仍用丝绵"。

④秾（lái 来）：同"来"，小麦。

⑤壅气：憋气、肚子胀气。

⑥麰（móu 牟）：大麦。

⑦穬（kuàng 矿）麦：据《本草纲目》载，"穬麦即大麦中一种皮厚者"。

荞麦

荞麦，一名荍①麦，一名乌麦，一名花荞。性寒，下气利肠，能炼五脏滓秽，久食动风，令人头眩。同猪肉食，令人患热风，落发眉；同羊肉食，发痼疾；同黄鱼食、白矾食，伤人。

小米（附：红谷米）

小米，一名粟米。性平，大补气血，开胃健脾，益丹田，利小便，除湿，止泻。

附：红谷米②

红谷米，性同而温，尤能补中活血。

大米

大米，一名粳米。性平，调中益气，清热除烦，和五脏，通血脉，长肌肉，添颜色。陈稻新碾者良，新稻动风气③，服苍耳者忌之。

江米

江米，一名糯米。性温，补脾肺虚寒，坚大便，缩小便，多食难消，发痰热，令人好睡；久食缓筋④，令人身软；同酒食，令人易醉难醒；同鸡肉食，生蛕⑤虫；小儿不宜食。

---

①荍（qiáo 乔）：古同"荞"，荞麦。

②红谷米：又称红曲米、红曲、赤曲、红米，以籼稻、粳稻、糯米等稻米为原料，用红曲霉菌发酵而成，为棕红色或紫红色米粒。

③新稻动风气：据《本草纲目》载，"新米乍食，动风气。陈者下气，病人尤宜"。

④缓筋：筋脉弛缓，不能随意运动。

⑤蛕（huí 回）：同"蛔"。

籼米①

籼米，一名占子米。性温，益气和中，健脾养胃，除湿止泄。

稷米②

稷米，一名穄③米，一名粢④米。性温，益气和中，宜脾利胃，多食热中，发诸风；同瓠子食伤人；服乌头、附子、天雄者忌之。新者有毒，热甚；陈者良。

黍米

黍米，赤曰虋⑤，白曰芑⑥，黑曰秬⑦，一稃二米曰秠⑧。性温，益脾胃，养五脏；多食闭气，生烦热；久食昏精神，令人好睡；同牛肉食，生寸白虫；同葵菜食，损胃伤中气；同酒食，令人吞酸。新者有毒，热甚；陈者良。

蜀黍 （附：粘蜀黍、白蜀黍）

蜀黍，一名高粱，一名荻粱，一名木稷，一名芦穄，一名芦粟，俗作秫秫。性温，濇⑨肠胃，止霍乱。

附：粘蜀黍、白蜀黍

粘蜀黍，与黍米同功。
白蜀黍，与江米同功。

①籼（xiān 仙）米：籼，同"秈"。
②稷米：据《本草纲目》载，"稷，脾之谷也。脾病宜食之"。
③穄（jì 计）：亦称"糜子"，去壳后的穄子，称为穄米。
④粢（zī 姿）：古代供祭祀用的谷类。
⑤虋（mén 门）：即赤粱粟。
⑥芑（qǐ 企）：白黍。
⑦秬（jù 巨）：黑黍。
⑧秠（pī 披）：古书上说的一种黑黍，一壳二米。
⑨濇（sè 色）：同"涩"，下同。

玉蜀黍

玉蜀黍，一名玉高粱。性平，开胃调中。宜埋炭火灰中炸①白花，食之健脾燥湿。

御蜀黍

御蜀黍，一名解蠡，一名芑实，一名薏珠子，一名薏苡仁，一名赣米，一名回回米。性微寒，清热润肺，开胃健脾，渗湿利水，杀蛔，堕胎。久食益气身轻。

御米

御米，一名罂粟②，一名象谷，一名米囊子。性微寒，清热利水，健脾补肺。

大黑豆③（附：小黑豆）

大黑豆，性寒，补肾，明目下气，利水，除湿，祛风，消肿胀，散瘀血。同甘草煎之，能解百毒④。

附：小黑豆

小黑豆，一名马料豆，性略同，而力减。
凡豆同猪肉食，俱壅气。
凡豆服厚朴、草麻子者，俱忌之。

---

①炸（zhà 乍）：火焰，火声。
②罂粟：《本草纲目》称其为"罂子粟"。
③大黑豆：《本草纲目》称其为"黑大豆"，又名乌豆。
④能解百毒：据《本草纲目》载，"古方称大豆解百药毒，予每试之大不然；又加甘草，其验乃奇。如此之事，不可不知"。

药黑豆①

药黑豆，性平，补肾，明目，长肌肉，益颜色，填精髓，壮筋骨。久食添气力，令人不老。外黑内绿者真。

黄豆②

黄豆，性温，宽中下气，利大肠，消水肿胀毒。多食壅气，生痰动嗽；久食令人身重。

青豆

青豆，性平，宽中利肠，益肝明目，皮肉俱青者良。

白豆

白豆，一名饭豆。性温，补五脏，暖肠胃，助十二经络。

赤小豆③ （附：饭小豆）

赤小豆，性平，清热解毒，利水消肿，止渴醒酒，通乳下胎。多食最渗津液，久食令人瘦。同鱼鲊④食成消渴，同羊肉食伤人。

附：饭小豆

饭小豆，有青、黄、赤、白数种，性略同而力劣。

绿豆

绿豆，性寒，泻热解毒，除烦止渴，去浮风而润肤，利小便以消

---

①药黑豆：亦指大、小黑豆。
②黄豆：《本草纲目》称其为"黄大豆"。
③赤小豆：又名赤豆、红豆。
④鱼鲊（zhǎ 眨）：一种腌制鱼。

胀，厚肠胃以和脾。功在绿皮①，去皮食之壅气；服药人食之，令药无力；同榧子②食伤人；同鲤鱼食成渴病；胃寒者不宜食；外用填枕头明目，治头风。

藊豆③

藊豆，一名眉豆④，一名沿篱⑤，凡十余样，有黑、白、赤、斑数色，惟白色入药。性温，开胃健脾，除湿消暑，止渴止泻；解酒毒、河豚毒；生研细末，新汲水调，能解砒霜毒。

豌豆

豌豆，一名毕豆，一名回鹘豆⑥，一名青斑豆，一名青小豆，一名戎菽，一名麻累。性平，调营卫，除呕逆，止泻痢，消胀满，利水下乳，多食发气病。

蚕豆

蚕豆，一名胡豆。性温，快脾和胃，益气补中，涩精固肠，多食发胀，宜酱炒食之。

豇豆

豇豆，一名蜂蠯。性平，益气理中，健脾补肾，和五脏，生精髓，止消渴、吐逆、小便数。

---

①功在绿皮：据《本草纲目》载，绿豆"用之宜连皮，去皮则令人小壅气，盖皮寒而肉平也"。
②榧（fěi）子：又名香榧、榧树、玉榧、野杉、彼子，具有杀虫消积、润燥通便的功效。
③藊（biǎn 扁）豆：入药特指白扁豆。
④眉豆：据《本草纲目》载，为"蛾眉豆"。
⑤沿篱：据《本草纲目》载，为"沿篱豆"。
⑥回鹘（hú 胡）豆：又作回回豆。

刀豆

刀豆，一名挟剑豆，即菜豆角之子也。性温，下气温中，利肠胃，止呕逆，益肾补元。

匾豆①

匾豆，其于粒匾，故名。性平，补脾胃，止泄泻，益气耐饥，多食发胀。

黎豆

黎豆，一名狸豆，一名虎豆。性温，有小毒，补中益气，多食令人闷。

穞豆②

穞豆，性温，有小毒，去贼风风痹。

豆腐

豆腐，性寒，有小毒，清热散血，和脾胃，消胀满，下大肠浊气。中毒者萝卜汤解之。

豆腐皮

豆腐皮，性平，润五脏，和三焦，宽中益气，补虚损，添颜色。

豆腐肝

豆腐肝，俗作干。性平，开胃进食，下气消胀。

---

① 匾豆：同藕豆。
② 穞豆：即野生大豆，《本草纲目》称之为"稆豆"。

豆腐乳

豆腐乳，性平，开胃进食，除湿散满。

酱豆

酱豆，性平，开胃进食，解酒食毒，并一切菜毒。

大豆芽

大豆芽，性平，理胃宽肠，消胀利水，除积热，散瘀血。

绿豆芽

绿豆芽，性寒，泻热除烦，利水消肿，解酒毒，并五谷新登毒。

绿豆粉

绿豆粉，性寒，清热益气，解酒食诸毒。

渣饼

渣饼，性寒，除烦热，和脾胃。

面筋

面筋，性寒，补中益气，和营卫，调经络。

麦麸

麦麸，性凉，调中益气，止汗去热。

红曲

红曲，性温，健脾燥胃，破血消食。

白糖（饴糖）

白糖，即饴糖。性温，快脾润肺，消食化痰，补虚损，益气力。多食动痰火，发湿热，损齿。服半夏、菖蒲、故纸①者，忌之。

三、气味类（二十六品）

香油②

香油，性平，润五脏，解百毒，明目聪耳，坚筋壮骨，逐风湿气。

菜油

菜油，性寒，凉血解毒，明目利水。

豆油

豆油，性温，微毒，下气宽肠，消水胀肿毒。

盐③（附：淮盐、小盐）

盐，一名醝。性寒，泻热养心，解酒食热毒，润肠软坚，壮筋骨，杀虫。多食，损肺易嗽；又泻肾水，令人黑。

---

①故纸：即中药破故纸。
②香油：即芝麻油。
③盐：《本草纲目》称其为"食盐、大盐"。

附：淮盐、小盐

淮盐、小盐等，性略同，而力劣。

青盐

青盐，一名戎盐，一名羌盐，一名胡盐，一名秃登盐，一名阴土盐。性寒，泻血热，补水脏，坚筋固齿，乌须明目。色愈青者愈良。

酱

酱，性平，除湿热，消胀满，杀百药毒，汤火毒，及一切鱼、肉、菜、菌毒。陈者良。

酱油

酱油，性平，开胃进食，除湿散满，解一切鱼、肉、瓜菜、菌蕈①毒。

醋

醋，一名醯②，一名苦酒。性温，消食破瘀，开胃气，散水气，杀一切鱼、肉、瓜、菜、菌蕈毒，并诸虫毒。陈者良，多食伤筋，损颜色。同乳食，成血痕，食乳小儿忌之。服丹参、萆薢、茯苓、茯神者忌之。

花椒

花椒，一名川椒，一名蜀椒，一名汉椒，一名巴椒。性热，有毒，暖胃燥湿，发汗祛风，消食散满，破血通经，明目固齿，除癥安蛔，杀劳虫，并一切虫、鱼毒。多食乏气喘促，服龙骨者忌之。闭口者毒

---

①菌蕈（xùn 讯）：泛指蘑菇。
②醯（xī 夕）：醋的别称。

大，不可食。中毒者，香油凉水解之。误食闭口花椒，戟[①]人咽喉，气病欲死，或吐下白沫，身体痹冷，肉桂煎汤解之，或食大蒜解之。

胡椒

胡椒，一名昧履支，俗名古月。性热，暖胃燥湿，化寒痰，消冷积，杀鱼鳖虾蟹诸肉，诸蕈毒。多食损肺走气，发疮动火，牙疼目昏。

秦椒

秦椒，一名大椒。性热，逐风散寒，温中燥湿，破血通经，下气杀虫。多食损肺，生邪火，牙疼目昏。

芥末

芥末，即芥菜子也。性热，发汗散寒，温中开胃，利气豁痰，止痛消肿。多食目昏，发疮动火，泄气伤精，同鳖食杀人；同兔肉食，生疮疖。

大茴香

大茴香，即八角茴[②]，一名舶茴香，煮臭肉下少许即香故名，古作菾香。性温，补命门，暖丹田，开胃下食，温中止呕。治小肠冷气，寒疝阴肿，干湿脚气，寒湿腹疼。多食，目昏发疮。

小茴香

小茴香，一名莳萝，一名慈谋勒。性温，理气和脾，暖腰膝，壮筋骨，解鱼、肉腥气，治寒疝，小腹疼。

---

①戟（jǐ 几）：刺激。
②八角茴：《本草纲目》称其为"八角珠"。

桂皮①

桂皮，性温，暖胃进食，除湿止泻，散风寒。

良姜②

良姜，一名蛮姜。性热，暖胃散寒，消食醒酒，治胃脘冷疼。

红糖

红糖，一名沙糖。性温，补脾暖肝，活血温中。多食中满生胃火，助湿热，损齿，生虫。同鲫鱼食，生疳虫；同笋食，成癥痕；同葵菜食，生流澼；惟同粘面食，则易化。小儿忌之。

白糖（洋糖）

白糖，一名洋糖。性平，补脾润肺，宁嗽化痰。多食损齿，生虫，小儿忌之。

冰糖③

冰糖，一名石密。性寒，清心肺烦热，止渴生津。

茶

茶，即茗。郭璞④云：早采为茶，晚采为茗。《茶经》云：其名有

---

①桂皮：即肉桂。

②良姜：即生姜。

③冰糖：《本草纲目》又称其为"白沙糖"。

④郭璞：（276—324 年），字景纯，河东郡闻喜县（今山西闻喜）人，两晋时期著名文学家、训诂学家、风水学者。

五，一曰茶，二曰槚①，三曰蔎②，四曰茗，五曰荈③。性微寒，止渴除烦，消食下气，明目清神，解酒食油腻烧炙④之毒。多饮消脂，令人不眠。同榧子食，令人身重；服常山、萆薢、土茯苓、威灵仙者忌之。

酒

酒，性热，有毒。少饮，行气和血，壮神御寒，辟邪逐秽，遣兴消愁，暖水脏，行药势。多饮，伤神耗血，铄精损胃，动火生痰，发怒助欲，致湿热诸病。服丹砂者忌之，服藜芦者，饮之立毙。

烟

烟，一名还魂草，一名相思草。性热，有毒，辟一切风寒山岚瘴雾，开滞气，利停痰，久服，耗血损寿。

水烟

水烟，一名箱烟。性略同旱烟，空心服之，能引痰吐。多服伤肺，令人气少；久服令人咳嗽，生烟虫。

建烟

建烟，一名富春。气薄者为小溪，性略同旱烟，而热尤甚。多服助邪火，令人口舌生疮；久服坏牙齿，昏耳目。

鼻烟

鼻烟，一名洋烟，次者为熏烟，因气类烟，故名。性略同旱烟，辟一切恶秽、六淫外感。多服泄肠气，令人头昏；久服令人瞎鼻，香

---

①槚（jiǎ 钾）：茶树的古称。
②蔎（shè 社）：茶的别称。
③荈（chuǎn 喘）：采摘时间较晚的茶，茶的老叶，即粗茶。
④烧炙：即烧烤。

臭不齅①。

大烟

大烟，一名鸦片，一名阿片，一名阿芙蓉，一名自在膏，一名迷精膏，精人多迷，故名。性温，有毒。暂服，避风寒，解劳倦，固气涩精，止疼止泻。常服，丧气血，竭精神，消铄真火，令人虚寒懒惰。久服，令人失颜色，其形如鬼。娼家云：通治百病。勿为所惑。初中毒者，大承气汤加槟榔泻之，久则难治。俗云：上瘾，即中毒也。毒发时，百般恶态，仍服此烟乃解。

愚按：大烟为害，甚于酒色。夫酒色之惑，不幸而不悟，则病斯及矣。使其已悟，绝而去之可也。大烟之害，虽欲悔悟，其势不得而去也。服愈久而毒愈深，每至死而后已，故曰甚于酒色者谓此也，可不戒哉？

四、菜性类（九十二品）

葱

葱，一名茏，一名菜伯，一名鹿胎，一名和事草。性温，生食伤心气，宜熟食。发汗通阳气，活血温中，杀一切鱼、肉毒。多食令人虚气上冲，神昏发落。同枣食，令人脏腑不和；同犬雉肉食，令人七窍流血；同蜜食，杀人。服肉桂、地黄、何首乌、远志、桔梗、细辛、乌梅、常山、钟乳者忌之。

山葱

山葱，一名茖。性温，除瘴气，辟恶毒，多食伤人。

---

① 齅（xiù 秀）：古同"嗅"。

胡葱

胡葱，一名回回葱。性温，温中下气，消谷杀虫。多食伤神损性，令人气喘；久食令人多忘、多惊。四月食之，伤人尤甚。

韭

韭，一名起阳草，一名草钟乳。性温，生食令人心嘈，宜熟食。温中益胃，补虚壮阳，固精气，散瘀血，解酒食毒、药毒、虫毒。多食令人目暗神昏，同酒食之尤甚，同牛肉食成瘕症，同蜜食杀人。

山韭

山韭，一名诸葛韭，一名藿，一名韱①。性寒，宜熟食，去烦热，益毛发，生食伤中。

薤

薤，一名火葱，一名藠子②，一名莜子，一名鸿荟，一名菜芝。性温，生食多涕唾，宜熟食。下气散血，利窍助阳。多食动邪火，同牛肉食成瘕症，同蜜食杀人。

蒜

蒜，一名胡③，一名荤菜。性热，解百毒，开胃健脾，通窍辟恶，破痈消肿。多食动火生痰，散气耗血，损目昏神。久食须发易白。食蒜行房，伤肝气，令人变颜色；同鸡鸭食，滞气；同鱼鲊食，令人腹肉肿；同犬肉蜂蜜食，杀人；服地黄、何首乌、丹皮、钟乳者忌之。

---

①韱（xiān 仙）：即山韭。
②藠（lěi 磊）子：又名藠头。
③胡：应为"葫"，大蒜的别称。

山蒜

山蒜，一名泽蒜，一名蒚①。性温，下气滑水源，多食伤神，令人头痛目昏。

姜②

姜，性温，宜熟食，通神明，逐秽恶，开胃下气，利痰止呕，发表散寒，辟雾露山岚瘴气，杀半夏、南星毒，菌蕈毒，野禽毒。多食伤肺，生食尤甚；孕妇食之，令子多指；服元参、白薇者忌之。

山姜

山姜，一名美草。性热，去腹中冷气、冷疼，多食伤人。

萝卜

萝卜，一名莱菔，一名芦菔，一名雹突，一名土酥，一名温菘。生性微寒，熟性微温，生熟皆宜，量人用之。下气消食，散瘀化痰，利二便，解酒毒、面毒、豆腐毒；多食耗气渗血，令人发白；服人参、地黄、何首乌者忌之。有红白色不同，化痰宜用白，散瘀宜用红。

胡萝卜

胡萝卜，生性寒，熟性平，宜熟食。宽中散滞，利胸膈，安五脏，黄者养气，红者养血。久食令人强健，多食损脾难消，生食伤胃。

蔓菁 （附：蔓菁根）

蔓菁，一名芜菁，一名九英菘，一名诸葛菜。性平，利五脏，消

---

①蒚（lì 力）：山蒜别称。

②姜：此处指生姜。

食止嗽，调气和中。久食肥健人，多食动气。行远路者，煮粗豆腐食之，免生不服水土之病。

附：蔓菁根

蔓菁根，解酒毒。

苜蓿

苜蓿，一名木粟，一名风光草。性微寒，利五脏，去肠胃邪热。久食令人轻健，多食令人瘦。同蜜食，令人下利。

白菜

白菜，一名菘，江南呼为黄芽菜。性平，利肠胃，安五脏，除烦热，解酒毒，消食下气，止嗽和中。久食令人肥健，服甘草、苍白术者忌之。根性热，助大肠火，春来食之，发痔疮。

青菜

青菜，一名青菘，江北呼为蛮白菜。性平，通肠胃结气，利二便，消食和中。服甘草、苍白术者忌之。

芹菜

芹菜，一作蕲①，一名水英，一名楚葵，其类甚多。泽生者名水芹，野生者名旱芹，又有紫芹、赤芹、马芹、牛芹之说，皆非人种，不可食。惟园中所种白芹可食，性寒，清热除烦，利水消肿，令人嗜食；和好醋食，伤人齿。

芫荽

芫荽，一名香荽，一名胡荽，一名胡菜。性温，辟恶气，发汗，

---

①蕲（qín 秦）：古同"芹"。

发痘疹风疾。多食泄肠气，令人表虚；久食损精神，令人忘事；同猪肉食，烂人脐；病人食之，脚软；服苍白术、丹皮、钟乳者忌之。

荆芥

荆芥，一名姜芥，一名假苏，一名鼠蓂。性温，发汗散寒，祛风理血，清头目，利咽喉，同鱼、鳖、虾、蟹、河豚、驴肉食杀人。

薄荷

薄荷，一名菝蕑。性凉，发汗散风，清头目、咽喉、口齿诸热。多食伐肺气，令人体弱汗多；久食损精神，动消渴病；同鳖食杀人。

芸薹①

芸薹，一名薹菜，一名薹芥，一名胡菜，一名寒菜，一名油菜，俗名春不老。性温，散血消肿。多食损阳气；同猪肉食，生疮疖；服常山、细辛、破故纸者忌之；孕妇亦忌。

芥菜

芥菜，性温，利窍温中，除肾经邪气，动风发热，耗人真元。同鲫鱼食发水肿，同鸡兔食生恶疮，同鳖食杀人。疮痔便血者忌之。

莴苣

莴苣，一名莴笋，一名千金菜，俗名薹子菜，又名笋薹子。性冷，微毒，泻热利肠，止渴通乳，杀虫蛇毒。久食益筋骨，白齿牙，昏人目。同蜜食，令人下利。中毒者，姜汁解之。

生菜

生菜，一名白苣，一名石苣。性寒，解热毒、酒毒，利五脏，通

---

①薹（tái 台）：蒜、韭菜、油菜等长出的花莛。

血脉，开胸膈壅气。多食令人腹冷，产妇忌之。服常山、细辛者忌之。

苦菜

苦菜，一名苦苣，一名褊苣，一名苦蕒，一名游冬，一名天香菜，一名老鹳菜，一名荼。诗云："谁谓荼苦"是也。性寒，安心益气，除五脏邪热。久食耐饥寒，高气不老。脾胃虚寒者，不宜食。

辣菜

辣菜，一名蔊菜①。性热，去腹中冷气，豁寒痰，发痼疾。多食生邪火，齿痛目昏，或大便燥疼。疮痔者忌之。

香菜（罗勒）

香菜，一名罗勒，一名翳②子草。性温，微毒，调中消食，去恶气，消水气。多食壅关节，令人血脉不行。

蒸菜③

蒸菜，一名莙荙菜。性寒，解风热毒。多食动气，腹冷泄泻。

萱花菜④

萱花菜，古作谖⑤。诗云："焉得谖草"是也。一名忘忧草，一名宜男草，一名丹棘，俗名红花菜。其花食之不美，今人皆食其芽，一名萱笋。性凉，利湿，除烦热酒疸，安五脏，令人忘忧，轻身明目。

---

①蔊（hàn 旱）菜：又名辣米菜。

②翳（yì 义）：古同"翳"。

③蒸（tián 田）菜：即"甜菜"，根肥大，含有糖质，是制糖的主要原料之一。

④萱花菜：即萱草开的花。

⑤谖（xuān 宣）：忘记。

金针菜①

金针菜，俗名黄花菜，花甚香美，可食。性平，醒脾开胃，消食利水，益气和中，令人忘忧，轻身明目。

菠菜

菠菜，一名赤根菜。性平，调中下气，润燥滑肠，除烦热，解酒毒，利五脏，通血脉。多食令人作泻，久食令人腰痛脚软。

蓴②菜

蓴菜，一作莼菜。性寒，利五脏，滑肠，发痔疮，同醋食令人骨瘘。

苋菜

苋菜，凡五种③，有赤苋、白苋、紫苋、人苋、五色苋，俗名芸菁菜。性冷，泻热通窍，利肠滑胎。多食损腹，令人泄泻。同鳖食，成鳖瘕④或曰成小鳖，饮马溺能解。服鳖甲者忌之。

马生菜

马生菜，一名马齿苋，一名长命菜，一名五行草，一名九头狮子草。性寒，清热散血，解毒杀虫，利肠滑胎。多食损腹；同鳖食，成鳖瘕，服鳖甲者忌之。

---

①金针菜：即萱花菜。

②蓴（chún 纯）：古同"莼"。

③凡五种：据《本草纲目》载，应为"凡六种"，除上述五种外，还有一种名"马苋"。

④鳖瘕：应为"鳖瘕"，病证名。据《诸病源候论·症瘕病诸候》载："鳖瘕者，谓腹中瘕结如鳖状是也。"

茼蒿

茼蒿，一作蓬。性平，利肠胃，消痰饮，动风，多食令人气满。

邪蒿

邪蒿，叶、纹皆邪，故名。性温，生食动风，宜盐醃食，利肠胃，除五脏气。同芫荽食，令人汗臭。

蕨

蕨，一名虌[①]。性寒，去暴热，利水道，食人好睡。多食令人气冷，目暗鼻塞，发落；久食成瘕症，生食尤甚；小儿食之，脚弱不能行。

水蕨

水蕨，一名薲[②]。《吕氏春秋》云"菜之美者，有云梦之薲"是也。性寒，下腹中恶物。

薇

薇，一名垂水，一名大巢菜，一名野豌豆。性平，调中利水，消浮肿，润大肠。久食令人不饥。

翘摇

翘摇，一名摇车，一名小巢菜，一名野蚕豆。性平，利五脏，去浮热，和血平胃。生食令人吐水。

①虌（biē 鳖）：蕨的幼叶，即"蕨菜"。
②薲（qǐ 企）：似蕨菜，生水中。

鹿藿菜

鹿藿菜，一名野绿豆。性平，止头痛。

灰藋菜①

灰藋菜，本名灰藋，有赤、白二种，赤者名藜，又名鹤顶草。性平，微毒，杀虫损胃。

白花菜

白花菜，一名羊角菜。性平，微毒，下气动风，多食伤脾，令人中满。

黄花菜（黄瓜菜）

黄花菜，此田泽中小菜，非金针也，因气如瓜，又名黄瓜菜。性微寒，利肠胃，通结气。

堇堇菜

堇堇菜，一名箭头草。性平，止痛散血，消一切肿毒。

东风菜

东风菜，一作冬风菜。性寒，清热明目。

小荠

小荠，俗名荠荠菜，诗云"其甘如荠"是也，一名护生草。性平，利五脏，和中明目。

---

① 灰藋（diào 钓）菜：又名灰涤菜。

大荠

大荠，一名大蕺，一名菥蓂，或云：即甘葶苈苗也。性平，调中益气，利肝明目。

葵菜（附：诸葵菜）

葵菜，一名滑菜。性冷，利窍滑肠，动风气，发痼疾。《频湖》曰：食葵须用蒜，无蒜勿食葵。以其不可常食，故《纲目》移入草部。久食钝人志；病后食之，令人失明；热食，令人烦闷；生食，动五种留饮，吐水；同猪肉食，令人泄泻，失颜色；同鲤鱼、黍米食杀人。凡服药人皆忌之，脾虚人尤忌。

附：诸葵菜

蜀葵、黄葵等类颇多，俱不宜人。

御菜

御菜，一名胭脂菜，一名落葵。性寒，散热滑中，利二便，脾虚人忌之。

鹅肠菜①

鹅肠菜，一名䖀②。性平，破血下乳。

鸡肠菜

鸡肠菜，性平，止小便数。

---

①鹅肠菜：又名繁缕。
②䖀（áo 敖）：指鸡肠草，此处应为作者笔误。

蕹菜①

蕹菜，性平，解一切野菜毒。

兔儿酸

兔儿酸，一名醋儿酸。性平，壮筋骨。

水萝卜棵

水萝卜棵，性平，下气宽中，利大小便。

羊蹄子棵②

羊蹄子棵，一名败毒菜。性平，下气止痒，利大小便。

扫帚苗

扫帚苗，一名地肤草。性微寒，涩大便，利小便，益气明目。

蒲公英

蒲公英，一名耕耨③草，一名金簪草，一名奶汁草，一名黄花地丁，俗名婆婆丁。性寒，泻热解毒，消肿通淋。

椿芽

椿芽，性温，醒脾开胃，消风败毒，动风发疮。多食令人神昏；同猪肉食，令人拥④经络。

---

①蕹（wèng 瓮）菜：又名空心菜。
②羊蹄子棵：又称为羊蹄。
③耨（nòu 槈）：古代锄草的农具。
④拥：应为"壅"。

柳须①

柳须，性寒，泻火解毒，利水通淋。

榆钱

榆钱，性平，养肺益脾，下恶气，利水道，久食令人身轻不饥。

葛花

葛花，性平，散郁火，解酒毒，止渴生津。

竹笋 （附：桃竹笋、刺竹笋）

竹笋，一名竹萌，一名竹胎，俗作笋。性寒，泻热利膈，下气消痰，止渴爽胃，清头目，通水道。多食，发冷癥，背闷脚气；同羊肉食伤人；同羊肝食，令人目盲；同沙糖、鲟鱼食，成瘕症。小儿忌之。

附：桃竹笋、刺竹笋

桃竹笋，有毒，食之戟人喉。
刺竹笋，有毒，食之落人发。

苦笋

苦笋，性寒，去面目热、咽喉热、舌上热，解酒毒，多食逆气。

酸笋

酸笋，性凉，解酲②止渴，除热痰、热狂，多食发冷气。

---

①柳须：又名柳华、柳絮。
②解酲（chéng 成）：醒酒；消除酒病。

青筍

青筍，性寒，除烦醒酒，益气明目。

冬筍

冬筍，性寒，清热化痰，止渴醒酒。

蒲筍

蒲筍，即蒲蒻①，俗名蒲菜。性寒，清胃肠热，利二便，散瘀血。久食明目坚齿，益气轻身。

芦筍

芦筍，即苇芽，一名蘿②。性寒，清胸膈客热，止渴利水，解诸鱼、肉毒。服巴豆者，忌之。

茭筍

茭筍，一名苽③筍，俗名茭白。性冷，解酒除烦，利二便，发冷疾。同生菜、蜂蜜食损阳气，服巴豆者忌之。

蓼④

蓼，即水红类也。性温，除大小肠邪气，利中益志。多食发心痛；久食减精髓，令人寒热少气。

---

①蒲蒻（ruò 若）：嫩蒲草。

②蘿（quǎn 犬）：芦苇一类植物的嫩芽。

③苽（gū 姑）：同"菰"。

④蓼（liǎo 瞭）：一年生或多年生草本植物，叶子互生，花多为淡红色或白色，结瘦果。种类很多，常见的有蓼蓝、水蓼等。

蘩①

蘩，即沼沚中白蒿也，一名由胡。性平，除腹中邪气，杀河豚毒，久食令人毛发黑。

苹

苹，一名四叶菜，一名田字草。性寒，除暴热，下水气，服甘草者忌之。

藻

藻，此水藻非海藻也。左氏云："苹、蘩、蕴藻②之菜"是也。性寒，除暴热，服甘草者忌之。

蕴③

蕴，性寒，利水消瘿，服甘草者忌之。

莕④菜

莕菜，诗作荇，一名接余，一名水葵，一名水镜草。性冷，清热利水，服甘草者忌之。

鹿角菜

鹿角菜，一名猴葵。性寒，除烦热骨蒸，发痼疾。多食伤腰肾；久食令人少颜色，患脚冷痹；服甘草者忌之。

---

①蘩（fán 凡）：又名蒌蒿。
②蕴藻：应为"蕰（wēn 温）藻"，聚集之藻草。
③蕴：应为"蕰"，一种水草，可作饲料或肥料，多生于浅水中。
④莕（xìng 兴）："荇"的异体字。

麒麟菜

麒麟菜，一名石花菜，一名璚^①枝。性寒，清胸膈邪热，发冷疾，多食伤血脉，服甘草者忌之。

海粉^②

海粉，性寒，清烦热，养阴气，化坚顽湿痰，消瘿瘤，服甘草者忌之。

海带

海带，性寒，清热化痰，利水消瘿，服半夏、甘草者忌之。

海白菜^③

海白菜，一名海蒴。性寒，利水催生，服甘草者忌之。

紫菜

紫菜，一名紫萸。性寒，解烦热，清咽喉。多食发冷气，令人腹痛，口吐白沫，饮热醋可解，服甘草者忌之。

洋菜

洋菜，一名洋粉，一名龙须菜。性寒，散结热，利二便，服甘草者忌之。

①璚（qióng 穷）：古同"琼"，赤色的玉，泛指美玉。
②海粉：又名红海粉、海粉丝、海挂面，为海兔科动物蓝斑背肛海兔的卵群带。
③海白菜：又名石莼。

木耳

木耳，一名木蕈，一名木菌，一名木檽，一名木枞，一名树鸡。性平，理气破血，宣肠胃，治五痔及一切血症，同鹌鹑食发痔疮，服麦冬者忌之。

竹耳

竹耳，一名竹蕈，一名竹菇，一名竹蓐。性寒，杀邪毒，破老血。

石耳

石耳，一名石蕈。性平，益精明目，久食令人不饥，大小便少。

地耳

地耳，一名地蕈①，一名地踏菇。性寒，益气明目，令人有子。

天花②

天花，一名天蕈③。性平，益气，杀虫。

蘑菇

蘑菇，一名蘑蕈。或曰：木生为蕈，土生为菌。性寒，有毒，发病滞膈，令人痞满。必同姜煮，方可食之。益脾胃，理气化痰，孕妇忌之。赤色者，仰卷者，上有毛、下无纹者，及煮之不熟，或无虫自烂者，俱毒大，不可食。中毒者，黑豆、甘草煎浓汁饮之，或金银花煎汤饮之，或用地浆水饮之，或用吐泻药亦可。

---

①地蕈：据《本草纲目》载，地蕈为土菌，非地耳。
②天花：又名天花菜。
③天蕈：据《本草纲目》载，为"天花蕈"。

口蘑菇

口蘑菇，一名口蕈。性温，益脾胃，和中。

香蛾

香蛾，一名香蕈。性平，益气理血，祛风除湿。南蕈为上，西蕈次之。

茅草蛾

茅草蛾，一名茅蕈。性寒，清热破瘀，孕妇忌之。

五、瓜性类（一十五品）

西瓜 （附：北瓜）

西瓜，一名寒瓜。性寒，止渴除烦，清暑消滞，下气利水，愈血痢，解酒毒。北方人禀气厚，多食无妨；南方人禀气薄，多食患腹冷泄泻。

附：北瓜

北瓜，性同而功用过之。

甜瓜 （附：甜瓜穰）

甜瓜，一名甘瓜。性冷，通三焦壅塞气，利大小肠。多食伤脾胃，助湿热，生疟痢，令人虚赢，脚气人忌之。

附：甜瓜穰

甜瓜穰，性热，生口疮；同醋食，生痔虫。

香瓜

香瓜，性冷，利二便，多食破腹，脚气人忌之。

菜瓜

菜瓜，一名酥瓜，一名脆瓜，一名越瓜，一名稍瓜。性寒，泻烦热，解酒毒。多食动冷气，令人腹疼，耳目昏暗；同鱼鲊食伤人。

女瓜

女瓜，即酱瓜。性寒，利肠胃，止渴。多食腹疼；入甜酱内渍①之，大益脾胃，为蔬中佳品。

黄瓜

黄瓜，一名王瓜，一名胡瓜。性寒，微毒，清热止渴。多食动寒热；久食生疮疥、脚气、虚肿等症；病人及小儿皆忌之。苦者毒大，不可食。

丝瓜

丝瓜，一名蛮瓜，一名布瓜，一名天罗，一名鱼鰦。性寒，清热解毒，凉血固气，祛风化痰，通经络，行血脉，利肠下乳，多食损阳。

冬瓜

冬瓜，一名白瓜，一名水芝，一名地芝。性寒，散热毒，消水肿，利二便，益气力。霜降后方可食，早食损胃。常食发黄疸、脚气诸症，并牙疼及湿痒诸疮。

---

① 渍（zì 字）：浸，沤。

南瓜

南瓜，性平，补中益气，发痼疾。同羊肉食，令人气壅；百病人皆忌之。

筍瓜

筍瓜，因味似筍，故名。性寒，除烦热，利肠胃。

冻瓜

冻瓜，一名搅瓜，因搅成丝，故名。性寒，清胃中浮热，多食伤脾。

壶卢（葫芦）

壶卢，即匏瓜①，一作瓠匏②，俗作葫芦。性寒，除烦止渴，泻心火，利小肠。多食令人吐利③，脚气人忌之。苦者有毒，不可食。

瓠子

瓠子，一名瓠瓜。性寒，泻烦热，消水肿，止渴通淋。多食令人吐利，同稷米食伤人，脚气人忌之。苦者有毒，不可食。

茄子

茄子，一名昆仑瓜，一名落苏。性寒，散血宽肠，动风气，发疮病痼疾。妇人常食，伤子宫；秋后食之，损目；生食损齿，伤脾胃。

---

①匏（páo 袍）瓜：又名瓢葫芦。
②瓠（hù 户）匏：壶卢的别称。
③吐利：呕吐、下利之症并见。

癞葡萄（苦瓜）

癞葡萄，本名苦瓜，一名锦荔枝。性寒，泻邪热，解劳乏，清心明目。

禁忌

凡瓜双顶双蒂者有毒，不可食。

凡瓜沉水者有毒，不可食。

六、果性类（八十品）

枣

枣，性温，宜熟食，补中益气，坚志强力，健脾胃，润心肺，生津液，悦颜色，通九窍，和百药。多食损齿，令人中满；生食伤中气，令人嘈杂；同葱食，令人脏腑不和；同鱼食，令人腰腹作痛；服元参、白薇者忌之。

南枣

南枣，一名仙枣，一名仲思枣。北齐时，有仙人仲思得此枣种之，故名。性温，补中益气，润五脏，和百药，除痰嗽冷气。久食令人肥健，好颜色。

海枣

海枣，一名番枣，一名波斯枣，一名千年枣，一名万岁枣，一名金果，一名无漏子。性温，益气补中，消食止嗽。久食令人肥健，好颜色。

栗

栗，性温，宜熟食，益气补肾，厚肠胃，耐饥。多食困脾滞气，生食难消化；同牛肉食，伤人；水病人忌之。

仙栗

仙栗，一名天师栗，世传张真人所遗，故名。性温，补肾益气，久食令人不饥。

核桃

核桃，一名羌桃，一名胡桃。性热，补气养血，消食化痰，益命门，润三焦，除虚寒喘嗽。多食助邪火，动风气，脱人眉。同酒食，令人咯血。孕妇忌之。新者良，陈者热甚；油仁者有毒，不可食。

桃

桃，性温，宜煮食，益颜色。多食作湿热，生食伤脾胃。未长熟者，食之令人膨胀，生痈疽；同鳖食，令人心痛；服丹石，苍、白术者忌之。

猕猴桃 （附：猕猴梨）

猕猴桃，一名阳桃。性寒，除狂热，止暴渴，多食令人腹冷泄泻。

附：猕猴梨

猕猴梨，一名藤梨，味相近而性同。

杏

杏，一名甜梅。性热，有毒，伤筋骨，昏精神，生热痰，动宿疾。久食目盲，须眉落；未长熟者，食之生痈疖。病人及小儿皆忌之，产妇尤忌。

巴旦杏仁

巴旦杏仁，一作八担杏仁。性平，下气止嗽，润燥化痰，消心腹逆闷。

李

李，性热，有毒，发虚热膈胀，多食衄血。未长熟者，食之致疮痈；同鸡、鸭、雀肉食，涩气；同蜜食，伤经络；同浆水食，生霍乱；服苍、白术者忌之；不沉水者毒大，不可食。

梅

梅有数种，其味俱酸，其性俱温，涩肠敛肺，消肿解毒，生津止渴，醒酒杀虫。多食伤筋损齿，发膈上痰热；同猪、羊肉及脂食伤人；服黄精者忌之。

杨梅

杨梅，一名朹子①。性温，下气止渴，涤肠胃，除烦愦恶气。多食伤筋损齿，发疮生痰；同葱食伤人。

椰梅

椰梅，性平，生津生渴②，下气清神。

烘柿 （附：酥柿、柿饼、柿饼霜）

烘柿，性寒，清胃热，润心肺，解烦躁口干。同蟹食，令人腹疼、

---

①朹（qiú 求）子：杨梅的别称。
②生渴：应为"止渴"。

泄泻呕逆难救；同羊肉食伤人；同酒食，令人易醉。或云：柿能解酒。
非也。

附：酴柿①、柿饼、柿饼霜

酴柿，性冷，伤脾胃②，涩下焦。

柿饼，性寒，涩肠宁嗽，补虚劳不足，消腹中宿血。多食难刻化，
宜同核桃仁食之。

柿饼霜③，性微寒，清热化痰，生津止渴，治咽喉口舌诸疮痈。

椑柿④

椑柿，一名漆柿。性寒，除烦热，润心肺，止渴解酒。多食寒中，
食蟹者忌之。

㮕枣⑤

㮕枣，一作软枣，一名㮕枣，一名红蓝枣，一名牛奶柿，一名丁香
柿，一名君迁子。性平，除烦止渴，润肺镇心。久食，令人轻健，悦
颜色。

桑葚

桑葚，一作椹，一名文武实。性寒，补肾益肝，聪耳明目，乌须
发，解酒毒，生津止渴，安魂镇心，利水消肿。多食致衄，孕妇忌之。

梨

梨，一名快果，一名果宗，一名玉乳，一名蜜父。性寒，宜熟食，
清心润肺，降火消痰，止渴醒酒，利大小肠。生食寒中作泻，血虚人

---

①酴（lǎn 览）柿：一种浸渍储藏柿子，使之速熟的方法。
②伤脾胃：据《本草纲目》载，酴柿可"健脾胃，消宿血"。
③柿饼霜：据《本草纲目》载，柿饼霜还主治"清上焦心肺热"。
④椑（bēi 杯）柿：又名绿柿、青椑等。
⑤㮕（ruǎn 软）枣：据《本草纲目》载，"㮕枣，小柿也"。

不宜食，产妇忌之。

山梨

山梨，一名鹿梨，一名鼠梨，一名樏①罗，一名阳樏。性寒，煨食止痢。

棠梨

棠梨，性平，生食止呕，熟食止泻。

海棠梨

海棠梨，一名海红。性平，烧食止痢。

花红②

花红，一名林禽，一名来禽，一名文林郎果。性温，生津止渴，下气消痰，美颜色，多食令人百脉弱。

频果

频果，一名频婆，一名柰子。性平，补中焦，益心气，生津止渴，多食令人肺壅胪胀，病人忌之。

樱桃

樱桃，一名莺桃，一名含桃，一名荆桃。性热，益脾胃，美颜色，坚志固精，多食生虚热，发暗风；病人忌之。

---

①樏（suì 岁）：果实像梨但较小，味酸，可以食。

②花红：据《本草纲目》载，主治"霍乱肚痛。消渴者，宜食之。疗水谷痢、泄精。小儿闪癖"。

山樱桃

山樱桃，一名英豆。性平，调中益气，美志悦色，涩精止泻。

葡萄

葡萄，古作蒲桃，一名草龙珠。性热，益气倍力，坚志悦色。久食轻身耐饥，忍风寒；多食生热痰，令人自暗。

山葡萄

山葡萄，一名蘡薁①。性平，益气力，止渴悦色。

山里红 （附：棠毬子）

山里红，一名山里果，一名鼻涕圆，一名椭梅②，一名羊杭，俗作球③。性温，行结气，消肉积，活血化痰。多食损齿，令人嘈烦易饥。

附：棠毬子

小者入药，名棠毬子，又名山楂、茅楂、鼠楂、猴楂。性平，而功用过之。煮老鸡入数颗即烂，则其消肉积之功可知。

安石榴 （附：酸石榴）

安石榴，一名若榴，一名丹若，一名金罂。忌铁器，性温，利咽喉，生津。多食伤肺、损齿，生痰，服药人不可食。

---

①蘡薁（yīng yù 应玉）：又名野葡萄、婴舌。
②椭（qiàn 倩）梅：又名赤爪子。
③球（qiú 求）：山里红又名羊球。

附：酸石榴

酸石榴，性略同①，止泻痢、崩中、带下，多食恋膈。

橘子

橘子，性温，甘者润肺开胃，酸者聚气生痰。多食恋膈，同兔食令人心痛，同蟹食令人患软痈。

柚子

柚子，一名条。性寒，消食解酒，去饮酒人口气，除肠胃中恶气，多食滞气恋膈。

橙子

橙子，一名金毬，一名鹄壳。性寒，下气宽中，利膈解酒，杀鱼、蟹毒。多食伤肝气，发虚热。

柑子

柑子，一名木奴。性寒，止暴渴，利小便，清肠胃中热毒。多食令人脾冷作泻，肺冷生痰。

佛手柑

佛手柑，本名香橼②，古名枸橼。性温，理气止呕，除心头痰火，心下气疼。

---

①性略同：据《本草纲目》载，酸石榴气味"酸，温，涩，无毒"，主治"赤白痢腹痛，莲子捣汁，顿服一枚"。

②香橼（yuán 元）：据《本草纲目》载，俗作"香圆"，又名枸橼子。

香圆①

香圆，本名香栾，小者名朱栾，再小者名蜜筒。性平，下气消食，化痰解酒，散愤满之气，除恶浊之气。

金橘

金橘，一名山橘，一名卢橘，一名夏橘，一名金柑，一名给客橙。性温，下气快膈，醒酒辟臭。

枇杷

枇杷，叶似琵琶，故名。性平，下肺气，止呕逆，清上焦火，润五脏。多食伤脾，发痰热；同肉及面饭食，令人患黄病。

荔枝

荔枝，一名离枝，一名丹荔。性温，益智通神，壮气血，美颜色。多食令人烦热口干，龈肿脉血，齿病人忌之。

圆眼

圆眼，一名龙眼，一名骊珠，一名燕卵，一名鲛泪，一名蜜脾，一名益智子，一名川弹子，一名亚荔枝，一名荔枝奴。性微温，补心养血，长志益脾。久食令人聪明，轻健不老。

白果

白果，一名银杏，一名鸭脚子。性微寒，解酒杀虫。熟微温，益气润肺，止嗽定喘。多食动风壅气；小儿多食发惊搐。同无鳞鱼食，令人患软风。

---

①香圆：即佛手柑。

榧子①

榧子，一名玉榧，一名玉山果，一名赤果。性平，消谷杀虫，润肺止嗽。同甘蔗食，其渣自软；多食伤大肠；同鹅肉食，生断节风。皮反绿豆，犯之杀人。

榛子

榛子，性平，补中益气，实肠胃。久食令人不饥，健行。

胡榛子

胡榛子，一名无名子，一名阿月浑子。性温，止泻痢，去冷气，久食令人肥健。

楮子

楮子，性平，止泻痢，破恶气，久食令人不饥，健行。

甜楮子

甜楮子，一名巢钩子，一名钩栗。性平，厚肠胃，久食令人肥健。

青果

青果，一名忠果，一名谏果，一名橄榄。性温，宜点茶，开胃下气，醒酒除烦，生津止渴，解诸鱼毒。

木瓜

木瓜，一名楸，忌铁器。性温，理脾敛肺，伐肝化食，舒筋活血，

①榧（fěi 菲）子：又名榧实。

除湿热，消水肿。多食损齿伤骨，令人癃闭。

木桃

木桃，一名楂子，一名和圆子。性平，与木瓜相近，开胃解酲，去恶心酸水。多食伤气，损齿及筋。

木李

木李，一名木梨，一名榠楂①，一名蛮楂，一名瘟楂。性平，与木瓜相近，止湿渴，化酒痰，煨食止痢，多食损齿。

榲桲②

榲桲，性微温，下气消食，止渴解酒，去恶心酸水，除水泻烦热。多食聚痰，涩血脉，秘大小肠。

五敛子

五敛子，一名无稜子，一名阳桃③。性平，祛风热，止渴生津。

海松子

海松子，一名新罗松子。性温，润燥止嗽，明目除风。久食令人轻身，延年不老。食羊肉者忌之，便溏精滑者忌之。

枸杞子

枸杞子，性平，润肺清肝，益气明目，生津止渴，助阳添精，补虚劳，壮筋骨。

---

①榠（míng 酩）楂：中医学上入药称"光皮木瓜"，亦称"木瓜"。

②榲桲（wēn bó 温伯）：又名金苹果。

③阳桃：即杨桃。

枳椇子①

枳椇子，一名蜜枳椇，一名蜜屈律，一名木蜜，一名木饧，一名木珊瑚，一名鸡爪子。性平，止渴除烦，润五脏，解酒毒。多食损齿，生蛔虫。

波罗蜜

波罗蜜，一名曩伽结②。性平，止渴除烦，益气醒酒，久食令人悦泽。

菴③罗果

菴罗果，一名菴摩罗迦果，一名香盖。性温，止渴生津，动风疾。同一切辣物食，令人患黄病。

四味果

四味果，剖以竹刀则甘，铁刀则苦，木刀则酸，芦刀则辛，故名。性平，安神定志，和胃进食，养肝明目，下气止嗽。行旅得之，能止饥渴。

五子果④

五子果，内有五核，故名。性平，止霍乱，愈金疮。

---

①枳椇（zhǐ jǔ 只举）子：又名拐枣、金钩子等。
②曩（nǎng 馕）伽结：据《本草纲目》载，波斯人称其为"婆那娑"。
③菴（ān 安）：古同"庵"。
④五子果：又名五子实。

德庆果①

德庆果，性平，安神养血，益气生肌，久食令人轻健。

文光果②

文光果，性平，开胃止泻，治五痔，咽喉疼。

沙棠果

沙棠果，《吕氏春秋》云："果之美者，沙棠之实"是也。性平，却水病。

甘蔗

甘蔗，一作竿蔗，一名薯。性寒，除心胸烦热，止渴消痰，润燥利湿，益脾和中。多食发虚热，畏寒者忌之。

茅根

茅根，一名茹根，一名地筋。性寒，清热利水，消瘀血，解酒毒，治吐衄一切血症。孕妇忌之。

芋头（附：野芋）

芋头，一名土芝，一名蹲鸱③。性平，宽肠胃，充肌肤，益气耐饥，多食困脾滞气。

附：野芋

野芋，有毒，不可食。

---

①德庆果：据《本草纲目》载，其"树冬荣，子大如杯，炙而食之，味如猪肉也"。
②文光果：据《本草纲目》载，其"形如无花果，肉如栗，五月成熟"。
③蹲鸱（chī 吃）：因状如蹲伏的鸱，故称。

红芋

红芋，一名红薯，俗名红鼠，因形似鼠，故名。性温，补中益气，多食令人胀满，生食伤脾胃。

山药 (附：云药)

山药，一名山芋，一名山薯，一名土芋，一名薯蓣，一名薯蓣，一名玉廷，一名脩①脆。性平，调中益气，止泻化痰，健脾胃，强筋骨，滋阴涩精，补虚劳，美颜色。久食，聪耳明目，却病延年。服大戟、甘遂者忌之。

附：云药

云药，其形似云，故名；又似姜，俗名姜药。性同山药，食之尤美。

山药零

山药零，一名零余子，性微温，功用强于山药，久食令人不饥，轻身耐老。

百合 (附：山丹)

百合，一名翻，一名强瞿，一名蒜脑薯。性平，调中下气，润肺安心，宁嗽定喘，清邪热，止涕泪，通三焦，利二便，中寒泄泻者忌之。

附：山丹

赤花者名山丹，与百合形相似，而性迥别，不可食。

---

①脩（xiū 休）：古同"修"。

土豆

土豆，一名土芋，一名土卵，一名黄独。性寒，厚肠胃，去热嗽，生食令人吐。

地瓜①

地瓜，一名地蚕，一名地蛹，一名滴露，一名甘露子。性平，宜入甜酱内渍之，利五脏，下气清神。熟食除风破血；多食生寸白虫，生食尤甚；同诸鱼食，令人吐。

荸荠

荸荠，一名乌芋，一名凫茈，一作茨。熟性寒②，益气安中，开胃消食，除胸膈痰热，肠胃宿积；生性冷，泻热止渴。多食令人腹胀气满，孕妇忌之。荸荠能毁铜，小儿吞钱，生食数枚即化。

地栗③

地栗，性平，宜热食，健脾开胃，益气消食，生食令人胀满嘈杂。

慈姑

慈姑，俗作茨菇非④，一名河凫茈，一名白地栗。性寒，有毒，必同姜煮，方能食。行血堕胎，发肠风痔漏、崩中带下。卒食令人干呕；久食损齿，失颜色，发痈疽、脚气。孕妇忌之。

---

①地瓜：又名甘薯。

②熟性寒：据《本草纲目》载，荸荠气味"甘，微寒，滑，无毒"，"消渴痹热，温中益气。下丹石，消风毒，除胸中实热气。可作粉食，明耳目，消黄疸。开胃下食。疗五种膈气，消宿食，饭后宜食之。主血痢下血血崩，辟蛊毒"。

③地栗：即荸荠。

④俗作茨菇非：据《本草纲目》载，为"俗作茨菇者非也"。

菱角

菱角，一名沙角，一名水栗，一名芰实。性寒，宜熟食，止渴安中，消暑解酒。多食伤脾胃，生蛲虫；同狗肉食，生癫症；生食损阳气，或令人腹胀，用热醋兑生姜汁解之。

鸡头子

鸡头子，一名卵菱，一名蔿①子，一名芡实。宜熟食，性平，健脾固肾，益气涩精。久食聪耳明目，轻身耐老；多食难克化；生食动风冷气。小儿忌之。

藕

藕，生性寒，清热止渴，凉血化瘀，解酒毒、螃蟹毒；熟性平，补心益胃，养血除烦，止泻止怒。久食令人欢，轻身耐老，用忌铁器。花红白虽异，而藕性略同，化瘀宜用红，清心宜用白。

莲子②

莲子，性平，熟食养心，补脾涩肠，固精。久食令人欢，轻身耐老，生食伤胃。

瓜子

瓜子，生性平，清肺生津；炒性温，润肠和中。

落花生

落花生，一名长生果。炒性温，健脾燥湿；煮性平，和中润肺；

---

①蔿（wěi 尾）：芡实的茎。
②莲子：又名莲实、藕实、石莲子、水芝等。

生食不宜人。入甜酱渍之，则佳。

禁忌

凡果未成仁者，食之生痈疖。

凡果双仁者，有毒，不可食。

凡果上有恶虫缘过者，食之患九漏①。

凡果忽有异常者，根下必有毒蛇，食之杀人。

七、禽兽类（二十六品）

鸡②（附：抱窝鸡）

鸡，大曰蜀，小曰荆，一名烛夜，一名德禽。李廷飞③云：黄鸡宜老人，乌鸡宜产妇④。性温，补虚温中，动风发疮。同蒜及李子食，滞气；同芥菜、狗肉、鱼鳖食，生疮疖；同兔肉食，成泻痢；同生葱食，生寸白虫；同江米食，生蛔虫；同黄蜡食，杀人。小儿五岁以下皆忌之。

附：抱窝鸡

抱窝鸡，有大毒，食之作痈成漏。

鸡蛋

鸡蛋，性温，安五脏，益气补血，多食令人滞闷，腹中有声。必煮极熟极老，方可食之。若生而嫩，最易停滞。惟同醋食，则易消；

---

① 九漏：据《诸病源候论》载，急、慢性化脓性感染治疗不当而引致之漏症甚多，归纳为九种者称之为九漏。包括狼漏、鼠漏、蝼蛄漏、蜂漏、蚍蜉漏、蛴螬漏、浮疽漏、瘰疬漏、转脉漏。

② 鸡：据《本草纲目》载，为"鸡性补，能助湿中之火。病邪得之，为有助也"。

③ 李廷飞：据《本草纲目》载，为"李鹏飞"。

④ 乌鸡宜产妇：据《本草纲目》载，为"乌鸡宜产妇，暖血"。

同葱蒜食，令人气短；同韭子食，成风痛；同鳖食，杀人。食乳小儿忌之，患痘疹者尤忌。

鸭

鸭，一名鹜，一名家凫，一名舒凫。嫩者有毒，老者良。或曰：黑者有毒，白者良。性冷，补虚除蒸，常食易成癥瘕，或发冷利脚气。同蒜及李子食滞气；同芥菜、狗肉食，生疮疖；同鳖食杀人。小儿忌之。

鸭蛋

鸭蛋，性寒，宜盐腌食之，除膈热。多食发冷疾，令人背闷；小儿食之脚软；同葱蒜食，令人气短；同李子、核桃、桑葚食，令人病；同鳖食杀人。

鹅

鹅，一名家雁，一名舒雁。性冷，有毒，动风，生霍乱，发疮肿痼疾。

鹅蛋

鹅蛋，性寒，有小毒，宜盐腌食之，益气补中，发疮痼疾，同鳖食杀人。

雁①

雁，大者为鸿，有毒，不可食。鸿雁有四德：飞则有序，礼也；夜则巡惊，智也；往来有时，信也；失偶不配，节也。《孙真人卫生歌》曰：雁有序兮犬有义，黑鱼朝北知臣礼。人无义礼反食之，天地

① 雁：据《本草纲目》载，雁肉气味"甘，平，无毒"，主治"风麻痹。久食助气，壮筋骨。利脏腑，解丹石毒"。

鬼神俱不喜。

燕

燕，一名乙鸟，一名玄鸟，一名鸷鸟，一名鹎鴜①，一名游波，一名天女。有毒，不可食。陶真人曰：蛟龙嗜燕。食燕者，渡江海为蛟龙所唉。

鹑（附：鴽）

鹑，非鴽。庄子云："圣人鹑居"是也。初夏为菜花，至秋为早秋，至冬为白唐。性平，补五脏，壮筋骨，益中续气。四月以前有毒，不可食；同猪肝食，生面䵟②；同菌蕈食，发痔疮。

附：鴽

鴽，一名鴽③。夏小正云："三月田鼠化鴽"是也。因声似牛，俗名地牦牛，与鹑形略同，而性相近。

猪（附：母猪）

猪，性寒，有小毒，利肠胃，丰肌肤。多食生湿痰，招风热；久食闭血脉，弱筋骨，令人少子；同生姜及鴽鹑食，生面䵟；同牛肉食，生寸白虫；同驴肉食，成霍乱；同葵菜食，令人少气，失颜色；同白花菜食，发痔疮；同羊肝、鸡蛋、鲫鱼食，令人烦闷；同梅子、诸豆黄食，令人气壅；同芫荽食，烂人脐；同荞麦食，令人患热风，落毛发；同鳖食杀人。服黄连、胡黄连、甘草、远志、桔梗、乌梅、巴豆、苍耳、吴茱萸者忌之；阳事弱者忌之；病人及金疮人尤忌。

附：母猪

母猪，毒大，发一切疮病，不可食。

---

①鹎鴜（ān ér 安而）：燕的别称。
②面䵟（gǎn 杆）：指颜面生有黑褐色斑块。
③鴽（rú 如）：古书上指鹌鹑一类的小鸟。

燕窝

燕窝，性平，大养肺阴，开胃气，宁嗽化痰，补虚损，止劳痢，益小儿痘疹。

雀

雀，一名瓦雀，一名宝雀，在家者为家雀。雀字从小，从佳，故俗名小虫。性温，益气壮阳，暖腰膝，缩小便。多食令人淫；同诸肝食伤人；同李子食滞气。服苍术、白术者忌之，孕妇尤忌。

鸽

鸽，一名鹁鸽，一名飞奴。性平，解诸药毒，益气补精，愈恶疮，及癣疥，色白者良。

羊

羊，性热，补虚劳，益气血，壮阳道，开胃健力，通气发疮。唯冬三月可食，余月食之令人神昏。食羊忌铜器，犯者，男子伤精，女子带下。同小豆、竹筍、柿子、梅子食，伤人；同醋食，伤心气；同生椒食，破人五脏；同南瓜食，令人气壅；同猪肝食，令人烦闷；同荞麦、豆酱食，发痼疾。服半夏、菖蒲、白前、故纸者忌之。孕妇忌之。

牛

牛，性温，补脾，多食难克化。同栗子食伤人；同韭薤食，成瘕症；同生姜食，损齿；同黍米、烧酒、猪肉食，生寸白虫。服仙茅、牛膝、枸杞、草薢、秦艽者忌之。凡牛羊肺中，三四五月皆有虫，如马尾，食之杀人。牛有啖蛇者，食之杀人。

驴

驴，性凉，益气血，动风，发痼疾，多食泄泻。同猪肉食，成霍乱；同荸荠食，成筋急病；同荆芥食，杀人。孕妇忌之。

骡

骡，性温，有毒，不可食。食之动风，生暴疾，无药可救。

马

马，性冷，有毒，不可食，食之发心闷，生恶症。马肝及鞍下肉，毒更大，食之中毒即死。服苍耳者尤忌之。

狗

狗，一名犬，一名守护使者。性热，补虚壮阳，九月食之伤人神。多食生邪热，助肾火；同蒜及无鳞鱼食杀人；同一切虫鱼食，生恶症；同一切禽兽食，生疮疖；同菱角食，生癫；同生葱食，生寸白虫，甚则七窍流血。热病后忌之。阳事宜举者忌之。孕妇忌之。服商陆者尤忌。

兔

兔，性寒，凉血，解热毒，利大肠。八月至十月可食，余月食之，伤神气。多食损阳事，绝血脉；同鳖食，杀人；同鸡食，令人泄泻发黄；同生姜食，成霍乱；同芥菜、芥子食，生恶疮；同橘子食，令人心痛。孕妇忌之。

鹿茸 （附：鹿筋）

鹿茸，性温，生精益髓，养血助阳，补虚羸，壮筋骨。此物肉有小虫，视之不见，不可近鼻嗅之。

附：鹿筋

鹿筋，性平，补损续绝。

豹胎

豹胎，性平，微毒，补绝伤，耐寒暑，强志气，壮筋骨，令人猛健粗豪。正月伤神损性，不可食。

驼峰

驼峰，即驼脂，因脂在驼内，故名。性温，补虚冷劳乏。

象白

象白，性平，补虚劳，益精髓，润燥泽肌。

熊掌

熊掌，一名熊蹯①。性温，御风寒，益气力。

猩唇

猩唇，性温，益气力，令人不饥不昧。

禁忌

凡禽兽形色异常者，不可食。
凡禽兽病死者，不可食。
凡禽兽中箭死者，不可食。
凡肉自动者，有毒，不可食。
凡肉落地不沾尘者，不可食。
凡肉中有朱砂点者，不可食。
凡肉中热血不断者，不可食。
凡屋漏滴肉上者，不可食。
凡铜器盖肉，铜生汗滴下者，不可食。

---

①蹯（fán 凡）：兽足掌。

凡肉藏器中，气不泄者，不可食。

凡瓷器晒热者放肉，不可食。

凡肉煮不熟者，有毒，不可食。

凡禽兽心俱耗心气，不可食。

凡禽兽肝俱有毒，不可食。

一说，凡禽兽临杀，惊气入心，绝气入肝，故食心与肝俱伤人。

一说，春不食肝，夏不食心，秋不食肺，冬不食肾，四季不食脾。

凡禽兽肝同鱼食，生痈疽；同鱼子食，尤甚。

凡禽兽脾俱伤中。孙真人曰：一生莫食之。

凡禽兽血俱败阳，不可食；又与百药不合，服药人切忌之。

凡禽兽脑俱败阳损精，令人临房不能行事，阳虚人切忌之。

愚按：凡一切生灵，不食为上，少食次之，多食有损，且伤阴骘①。

八、鱼虫类（四十五品）

鲤鱼

鲤鱼，性平，下水气，利小便，动风，热发疮疥、宿癥。同绿豆食，成消渴；同葵菜食，伤脾胃；同犬鹿食，生痈疽。服天冬、紫苏、朱砂、龙骨者忌之。时行病后忌之。

鲂鱼（鳊鱼）

鲂鱼，一名鳊鱼。性温，调胃利肠，令人能食，疳痢人忌之。

---

①阴骘（zhì 至）：原指上苍默默地安定下民。

鳏鱼[1]（鳡鱼[2]）

鳏鱼，一名鳡鱼，一名鮕鱼，一名黄颊鱼。性温，暖中益胃。

鱮鱼[3]（鲢鱼）

鱮鱼，一名鲢鱼。性温，暖中益气，发疮疥。

鲫鱼

鲫鱼，一名鲋鱼。性温，开胃和脾，温中下气，利水除湿。诸鱼属火，鲫鱼独属土，故有调胃实肠之功。多食动火；同蒜食生邪热，同芥菜食成肿疾，同沙糖食生疳虫，同鸡食生癣疥，同雉犬、鹿食生痈疽。服麦冬者忌之。脚气人忌之。正月头有虫，不可食。

嘉鱼

嘉鱼，一名鮇鱼，一名拙鱼，一名丙穴鱼。性温，补虚损，令人肥健悦泽。

鳟鱼

鳟鱼，一名鮅鱼，一名赤眼鱼。性温，暖胃和中，动风热，发疮疥。

鳙鱼

鳙鱼，一名鳛鱼[4]。性温，暖胃进食，动风热，发疮疥。

---

①鳏（guān 关）鱼：古书上说的一种大鱼。
②鳡（gǎn 感）鱼：亦称"黄钻"。
③鱮（xù 旭）鱼：古指鲢鱼。
④鳛（xiū 修）鱼：又名花鲢、胖头鱼。

鲦鱼（白鲦）

鲦鱼，一名白鲦，一名鲹鱼①，一名鮌鱼②。性温，暖胃，止冷泻，令人无忧。

鲩鱼（草鱼）

鲩鱼，一名鰀③鱼，俗名草鱼。性温，暖胃和中，发诸疮。

鲈鱼

鲈鱼，一名四鳃鱼。性平，有小毒，和肠胃，益筋骨，安胎补中。多食发痃癖疮肿，同乳酪食，伤人。中毒者，芦根汁解之，或陈皮、紫苏煎汤解之。

鳜鱼

鳜鱼，一名罽④鱼，一名石桂鱼，一名水豚。性温，补虚劳，益脾胃。此鱼有十二刺，以应十二月，每月一刺，有毒，误鲠杀人。中毒者，橄榄核磨水解之。

鲳鱼

鲳鱼，一名鲳鯸鱼，一名鲍鱼。性平，益气力，令人肥健。

鲻鱼⑤

鲻鱼以色名也。性平，开胃，利五脏，令人肥健。

---

①鲹（cān 餐）鱼：鲦鱼的别称。

②鮌（qiú 球）鱼：鲦鱼的别称。

③鰀（huàn 换）：古同"鲩"。

④罽（jì 记）：鱼网。

⑤鲻（zī 姿）鱼：又名乌支、子鱼、葵龙、田鱼等。

竹鱼

竹鱼，色翠如竹，故名。性平，和中，除湿气。

青鱼

青鱼，一作鲭。性平，益气力。同茺荾、葵菜、豆霍、麦酱食，伤人。服矾石、苍白术者忌之。

白鱼

白鱼，一作鲌①，一名鳟鱼②。性平，开胃下气，多食生痰。经宿者食之，冷腹冷痛。

春鱼

春鱼，以时名也，一名鳛鱼③。性平，和中益气，令人喜悦。

鲥鱼

鲥鱼，初夏则有，余月则无，故名。性平，补虚劳，发疮痢、痼疾。

勒鱼

勒鱼，腹中有鲠刺勒人，故名。性平，开胃和中。

---

①鲌（bó 伯）：淡水鱼之一，常见的有"翘嘴红鲌""短尾鲌"等。

②鳟（jiǎo 脚）鱼：又名白扁鱼。

③鳛（yù 玉）鱼：俗名作腊。

石首鱼（黄花鱼）

石首鱼，首中有石，故名。一名鮸鱼①，一名江鱼，一名黄花鱼。性平，开胃消食。

鲨鱼（阿浪鱼）

鲨鱼，此溪涧中小鱼，非海中鲨鱼也，一名鮀鱼②，一名阿浪鱼。性平，和中益气。

银鱼

银鱼，一名鲙残鱼，一名王余鱼。性平，宽中健胃。

鰌鱼（泥鳅）

鰌鱼，一名鳛鱼③，俗名泥鳅。性平，益气醒酒。同荆芥、犬肉食杀人，服何首乌者忌之。

乌鱼（黑鱼）

乌鱼，一名黑鱼，一名元鱼，一名蠡鱼，一名鳢鱼④，一名铜鱼⑤，一名文鱼，俗名火柴头鱼。性寒，有毒，利水消肿，除风湿，发痼疾。同荆芥、犬肉食杀人，服何首乌者忌之。

---

①鮸（miǎn 免）鱼：又名米鱼等。

②鮀（tuó 驼）鱼：又名吹沙等。

③鳛（xí 洗）鱼：即泥鳅。

④鳢（lǐ 礼）鱼：又名黑鳢。

⑤铜鱼：据《本草纲目》载，应为"鮦鱼"。

鲇鱼①

鲇鱼，一名鰋鱼，一名鯷鱼，一名鳀鱼。性温，补虚利水。同鹿肉食，令人筋甲缩；同牛肉食，生恶症；同荆芥、犬肉食杀人。服何首乌者忌之。赤目、赤须及无鳃者，食之杀人。

鳝②鱼（黄鳝）

鳝鱼，一名黄鳝，性温，补中益血，除风湿气，生霍乱，动风发疮。同荆芥、犬肉食杀人。服何首乌者忌之。行病后忌之。大者、黑者及昂头出水者，食之杀人。

鳗鲡鱼（附：海鳗鲡）

鳗鲡鱼，一名白鳝。性平，有毒，补虚损，祛风杀虫，治劳瘵骨蒸，一切虫症动风发疮。同荆芥犬肉食杀人；同白果食患软风。服何首乌者忌之。孕妇忌之。大者、四目无鳃或腹下有黑斑，及昂头出水者，食之杀人。

附：海鳗鲡③

海鳗鲡，性略同。

河豚④（附：海豚、江豚）

河豚，一名鯸鯷，一名鰗鯷，一名鮠鱼，一名鲄鱼，一名嗔鱼，一名吹肚鱼，一名气包鱼。性温，有大毒，不可食。肝与血，入口烂舌，入腹烂肠。脂令舌麻；子令腹胀；目令眼花，且与百药不合，服药人忌之。又反荆芥、菊花、乌头、附子、桔梗、甘草，犯之杀人。煤火炀入釜中，杀人尤速。

---

①鲇（nián 年）鱼：又名鰋（yǎn 眼）鱼、鯷（yí 义）鱼、鳀（tí 啼）鱼等。

②鳝（shàn 扇）：同"鳝"。

③海鳗鲡：据《本草纲目》载，海鳗鲡肉气味同鳗鲡鱼，主治皮肤恶疮疥、痔瘘等。

④河豚：又名鯸（hóu 侯）鯷，鰗（hú 胡）鯷，鮠（guī 归）鱼，鲄（bèi 贝）鱼。

附：海豚、江豚

海豚、江豚，性亦相类①。

鱼肚②

鱼肚，性温，补肺益肾。

鱼翅（鲨鱼）

鱼翅，此海中鲨鱼也。肉不美，今人用其翅，为海错③上品。性平，清热利湿。

黄鱼骨

黄鱼骨，性平，破血固肠。

乌鱼胆④

乌鱼胆，凡胆皆苦，唯此胆带甘，故今人多食之。性微寒，清热明目。

鳖

鳖，一名神守，一名河伯从事，俗称团鱼。性冷，有毒，凉血滋阴，发水病冷积。脾虚者忌之。孕妇忌之。服矾石者尤忌。同荆芥，薄荷及猪、兔、鸭肉、鸡子、蜂蜜食，俱杀人。同芥菜、芥子食，生恶疮；同诸苋菜食，生小鳖。昔有人剉鳖，以赤苋同包，置湿地，经

①性亦相类：据《本草纲目》载，海豚、江豚肉气味咸、腥，味如水牛肉，无毒，主治飞尸、蛊毒、瘴疟。
②鱼肚：又名鳔胶。
③海错：指各种海味。
④乌鱼胆：据《本草纲目》载，乌鱼胆气味甘、平，主治"喉痹将死者，点入少许即瘥，病深者水调灌之"。

旬，皆成生鳖。或曰：鳖甲亦然头足不缩，或目赤腹下红，及有蛇纹者，皆蛇化也，食之杀人。

虾 （附：海虾）

虾，性寒，有毒，吐风痰，壮阳道，动风热，发疮疥冷积。同荆芥、蜂蜜食，杀人；同鸡、猪肉食，令人多唾。小儿食之，足屈不能行。病人忌之。无须者，及腹下通黑，并煮之色白者，食之杀人。

附：海虾

海虾，性略同[①]，祛风杀虫。

螃蟹

螃蟹，一名郭索，一名横行介士，一名无肠公子。性冷，有毒，泻热散血，伤中动风。八月以后，立春以前，方可食。余月毒大，不可食。同荆芥、蜂蜜食杀人；同柿子食，令人泻痢腹痛难救；同橘子食，令人患软痈。房事破身者忌之。孕妇尤忌。

麦螺 （海螺）

麦螺，一名海螺，一名吐铁。性平，补肝肾，聪耳明目。

沙蛤[②]

沙蛤，一名车蛤，一名西施舌。性平，益精气，润五脏，止烦渴。屠本畯[③]曰：沙蛤之美在舌，江珧之美在柱。

一三五

---

①性略同：据《本草纲目》载，海虾气味甘、平，有小毒，还主治飞尸蛔虫，齲齿头疮，去疥癣风瘙身痒等。

②沙蛤：海蛤中的一种。

③屠本畯：字田叔（1542—1622年），号由叟，清代浙江鄞县（今浙江宁波）人，官至福建盐运司同知，著有《闽中海错疏》《海味索引》等。

江珧柱

江珧柱，性平，下气调中，利五脏，止小便数，消腹中宿物。同姜酱食之，令人易饥。

海蜇皮

海蜇皮，性寒，泻热，消积滞。多食损胃。

海蛏

海蛏，性平，补虚，去胸中邪热，烦闷。

海蚌①

海蚌，一名淡菜。性温，补虚理血，除腹中冷气。多食令人烦闷，久食落人发，服丹石者忌之。

海参

海参，性温，补肾益精，壮阳疗痿，多食令人热中。

蚕蛹

蚕蛹，性热，助阳事，固精气，久食夫妇交合不倦，多食生邪热，令人淫。

蜂蜜（附：酸蜜）

蜂蜜，生岩石者名岩蜜，又名石蜜，俗名蜂糖。生性凉，熟性温，宜炼熟食，补中益气，润肺滑肠，止嗽定喘，聪耳明目，通三焦，除

---

①海蚌（bì 毕）：又名壳菜。

众病，安五脏，和百药。久服强志轻身，不饥不老，面如花红。多食生诸风，并温热，虫䘌，生食尤甚。同葱、韭、薤、蒜食杀人；四日之内犯之，令人心痛；同鱼、鳖、虾、蟹食，令人暴亡；同鲜莴苣、苜蓿食，令人利下；同李子食，伤经络。小儿忌之。

附：酸蜜

酸蜜，不宜食，食之令人心烦。

禁忌

凡鱼虫形色异常者，不可食。

凡鱼虫自死者，不可食。

凡鱼无肝胆者，食之三年阴不起。

凡无鳞鱼，俱有毒，服药人切忌之。

凡鱼子同禽兽肉食，生痈疽；同禽兽肝食，尤甚。

凡鱼、鳖、虾、蟹不可同枣与荆芥、狗肉、蜂蜜食。

凡疮疥人，不可食鳞介之物。

凡六甲日，不可食鳞介之物。

九、饮食解毒方

饮食诸毒，黑豆、甘草水煎服。

蛇遗水毒，明雄黄研细末，开水和服。

守宫①遗水毒，地浆水解之，或绿豆、甘草水煎服。

诸面毒，萝卜煎汤解之，或蒜汁解之。

诸酒毒，葛花煎汤解之，或黑豆煎汤解之。

诸菜毒，醋解之，或童便解之。

诸菌毒，地浆水解之，或金银花煎汤解之。

诸瓜毒，盐解之，或木瓜皮煎汤解之。

诸果毒，猪骨烧灰研末，温酒和服。

饮食未知何毒，犀角磨酒饮之，或饮苦参汤令吐亦可，或灌香油

①守宫：即壁虎。

令吐亦可。

自死禽兽毒，黄柏研细末，开水和服；或白扁豆研细末，开水和服。

中箭禽兽毒，先用盐汤饮之，再煎黑豆汤服。

禽兽肝毒，淡豆豉水浸绞取汁服之，令吐即解。

猪肉毒，大黄、枳实、川朴、元明粉水煎服，令泻即解。

羊肉毒，甘草煎汤解之，或食栗子三四枚亦解。

牛肉毒，甘草、淡豆豉水煎服。

唉蛇牛肉毒，米泔水洗头垢饮之，令吐其毒。

马肉毒，杏仁甘草水煎服。

马肝毒，雄鼠屎二十七粒开水和服，或狗屎烧灰开水和服。

犬肉毒，杏仁研细末，开水和服。

屋漏滴肉上毒，狗屎烧灰开水和服，或饮生韭汁亦可。

诸肉过伤，本畜骨烧灰研细末，开水和服。

诸肉停滞，还饮本汁即消，或食本畜脑亦消。

鸡子停滞，饮醋少许即消。

诸鱼毒，芦根汁解之，或陈皮煎汤解之。

河豚毒，槐花（微炒）、干胭脂共研细末，开水调服；或饮橄榄汁解之；或饮甘蔗汁亦可。

鳖毒，靛青水解之，或饮小蓝汁亦可。

蟹毒，生藕汁热酒和服，或木香煎汤服，或饮蒜汁亦可。

一切中毒将死，洁白糖、靛花、淡豆豉、甘草等分，研极细末，凉水调灌之即甦。

第四卷 医方拾锦

中州田绵淮伯泗氏选辑

燕山田裕堂心斋氏校刊

《医方拾锦》序

  《医方拾锦》者，寒劲子游艺[1]所辑也。拾者何也？东取也。不曰取而曰拾者何也？或因散失，或因抛弃，芥布星罗[2]，世多玩忽[3]，采而集之，尽归有用，是以谓之拾也。锦者何也？华物也。言有花样，可采览之足以悦目也。故诗之艳者，拟以织锦；词之珮者，比以锦绣。安在医方之艳珮者，不可以锦名也？

  是非根底岐黄，博及百家，正订无讹，搜罗幽隐，勿能得此。收拾之便，锦方之精者，收是集也。善用则有益，不善用亦无损也。寒劲子简练揣摩，未求有功，先求无过，可知矣。

  昔陈氏有《拾遗》[4]，冯氏有《锦囊》[5]，寒劲子想已洞晰其蕴[6]。拾锦之名，吾未能窥其命意所在，聊姑妄言之，以为游艺所辑。然耶？否耶？

同治癸酉一阳月阳生日云岩莫知子识

大梁王凤年敬书

---

①游艺：此处指游学。

②芥布星罗：疑为"碁（qí 齐）布星罗"，碁作"棋"。意思是像棋子分布在棋盘，像群星罗列在天空，比喻分布繁密。

③玩忽：忽视。

④陈氏有《拾遗》：指唐代陈藏器所著《本草拾遗》。陈藏器认为《神农本草经》问世以后，虽有陶弘景、苏敬等注解、修订、补充，但还有被遗漏而未载于本草的药品。故别为序录一卷，拾遗六卷，解纷三卷，总曰《本草拾遗》，共 10 卷。

⑤冯氏有《锦囊》：指清代冯兆张所编著的《冯氏锦囊》，即《冯氏锦囊秘录》。该书包括《内经纂要》《杂症大小合参》《脉诀纂要》等八种，共 50 卷。冯兆张在书中汇选各家医学精要，参以己见，重点介绍中医基础理论和临床各科，对于儿科痘疹论述尤详。

⑥蕴：此处指所积聚、蕴藏的道理。

一、头方

治头上屑皮

胡桃肉（七个）　　诃子肉（五个）　　梨（一个）　　侧柏叶（三片）

共捣如泥，水浸片时，搽之。

又方

白芷、零陵香①为细末，掺头上，三五日，篦去。

又方

蒿本、白芷为细末，晚涂头上，次早梳，垢尽去。

治发落不生

乱发洗净，油煎焦，细研为膏，搽之。

又方

青果（五个）　　诃子肉（三钱）　　官桂　山奈　樟脑（各一钱）　香油（二两）

药入油内浸三日，每早手蘸油，擦三十六下，日后无者生矣。

又方

鲜猴姜②擦之，或生姜浸油擦之。

---

①零陵香：又名薰草、蕙草。
②鲜猴姜：即鲜骨碎补。

治发少

侧柏叶阴干，为末，和菜油①涂之。

治发黄

羊屎烧灰，和腊猪脂涂之，日三次，俟②黑乃止。

又方

陈醋煮黑豆汁染之。

治发短

东行枣根③（三尺），横火炉上蒸之，两头汁出，敷发上。

治发乱

鹿角菜熬成胶，刷发上。

治发槁不润泽

木瓜浸油搽之。

令发长黑

香油煎桑叶，去滓④，沐之。

---

①菜油：一说为麻油（香油）。
②俟（sì 寺）：等待。
③东行枣根：指酸枣树东部的根。
④滓（zǐ 子）：渣子。

治发好落

胡桃肉（二个）　榧子肉（二个）　侧柏叶（一钱）[1]

共为细末，擦头上，或浸水掠头亦可。

治少白头

黑脂麻九蒸九晒，研细末，枣肉为丸，每服五钱，开水送下。

又方

枸杞子（三两）　柿饼（五个）

酒浸煮烂，同捣为丸，如桐子大。每服八十丸，空心，茅根汤下。

乌须方

胡桃皮，蝌蚪同捣如泥，瓷器盛之，埋地下二十一日，取出涂之。

又方

百药煎（一两）　针砂[2]（五钱）　荞麦面（五钱）

先洗净发须，以荷叶熬醋调刷，再用荷叶包之，次日洗去。

又方

五倍子（一个）[3]　铜末（一钱）　白芨（八分）　食盐（五分）
没石子[4]（三分）　诃子肉（三分）　细辛（三分）　白矾（三分）
黑矾（六分）[5]

共为细末，热茶调煮，后入黑矾，再煮至面上生光，用搽须发上，油纸包，立黑。

---

①侧柏叶（一钱）：据《寿养丛书全集》载，为"侧柏叶（二片，如手指大）"。

②针砂：又名钢砂，铁砂，为制钢针时磨下的细屑。

③五倍子（一个）：据明代龚廷贤所著《寿世保元》载，为"五倍子（炒黑，为末）"。

④没石子：为中药"没食子"，下同。

⑤黑矾（六分）：据《寿世保元》载，为"黑矾三分"。

拔白生黑

母丁香为末，生姜汁调涂孔中，即生黑者。

又方

梧桐子捣汁涂孔中，或猪胆汁涂孔中，俱生黑者。

长须方

鹿角尖（二钱）[1]　　牙皂（二钱）　　皂刺（二钱）　　青果（四两，烧灰存性）　　酸橘子（一枚，取汁）　　生姜（取汁）

等分调匀[2]，入瓷器内收贮，用木塞口[3]。煮三炷香，晚上用肥皂水洗净，短须用药搽上，天明洗去。至四十九日，须即长，如欲再长，再搽药。每日吃核桃一枚，至二七日吃二枚，至三七日吃三枚，为例。

治眉毛不生

半夏、白芥子等分研细末，生姜汁调搽。

又方

黑脂麻花，阴干为末，以黑脂麻油渍之，日涂自生。

①鹿角尖（二钱）：据清代赵学敏所著《串雅内外编》载，为"鹿角尖（镑细，二钱）"。

②等分调匀：据《串雅内外编》载，为"上二味取汁二两二钱和匀"。

③用木塞口：据《串雅内外编》载，为"用柳木塞口"。

二、面方

梨花散[①]治面黑

白芷　白芨　白丁香　白茯苓　白附子　白僵蚕　白丑　白蒺藜
皂角（去皮弦）

各等分，共为细末，加豆面少许[②]，每日洗面用之。

桃花散

蜜陀僧（二两）　寒水石（一两）　官粉（五钱）　朱砂（三钱）　银朱（三钱）　白芨（五钱）　麝香（七分）

共为细末，鸡子清调，盛瓷器内，用蜜封其口，蒸熟，晒干，再研极细末，洗面用之。

八宝芙蓉散

官粉（一两）　干胭脂（八钱）　潮脑[③]（八钱）　元明粉（四钱）　乌梅（十个）　朱砂（三钱）　川芎（二钱）　洋糖（二两）

共为细末，洗面用之。

仙光散

三月三日採桃花，七月七日收鸡血[④]，和涂面上，三二日脱下，则颜色光华如仙。

---

①梨花散：据《寿养丛书全集》载，此方为金代宫中洗面八白散方。
②加豆面少许：据《寿养丛书全集》载，为加入"绿豆少许"，和上述药共为末。
③潮脑：即樟脑。
④收鸡血：据《寿养丛书全集》载，为"取乌鸡血"。

玉光散 _{（兼治粉刺）}

梨花　李花　樱桃花　白菜花①　红莲花　白莲花　旋覆花（以上各六钱②）　木瓜花　桃花　青木香　广木香　丁香　沉香　钟乳粉（以上各三钱）　珍珠③　玉屑（各二钱）　豆面④（七合）

共为细末。收放瓷器内，每日盥靧⑤，用洗手面。

如玉丹 _{（兼治冻裂）}

杏仁（一两）　花粉⑥（一两）　枣肉（十枚）　胰子⑦（三具）

共捣如泥。好酒四盏，浸于瓷器中，以润面手。

玉镜膏 _{（兼治渣鼻）}

金色密陀僧（一两），研极细末，人乳调或蜂蜜调，每晚蒸热敷面上，次早洗去。

治面黑

冬瓜（一个，竹刀去皮切片）　烧酒（一壶）⑧

米水煮⑨，去滓，熬成膏。每夜涂之，次早洗去。

---

①白菜花：据《本草纲目》载，为"白葵花"。

②以上各六钱：据《本草纲目》载，"以上"中再加"川椒"，"各六钱"为"各六两"。

③珍珠：据《本草纲目》载，为"珍珠五分"。

④豆面：据《本草纲目》载，为"黄豆"。

⑤靧（huì 会）：洗脸。

⑥花粉：据《寿养丛书全集》载，为"天花粉"。

⑦胰子：据《寿养丛书全集》载，为"猪胰"。

⑧烧酒（一壶）：据《本草纲目》载，为"酒一升半"。

⑨米水煮：据《本草纲目》载，为"水一升"。

治面上䵣^①点

白僵蚕（一两）　　黑丑（一两）　　细辛（五钱）
共为细末，炼蜜为丸，洗数次自去。

又方

芫荽煎汤洗之^②，自去。

治雀斑

紫背浮萍　白梅肉　樱桃枝　牙皂
等分，共为细末，炼蜜为丸，洗面用之。

治汗斑

官粉　硫黄　穿山甲
共为细末，用双蒂秋茄蘸药拭之。

又方

密陀僧为末，黄瓜蒂蘸药拭之。

治红斑

鳝鱼血涂之自去。

治面痣

益母草灰和肥皂洗之。

---

①䵣（gǎn 杆）点：黑点。
②洗之：据《本草纲目》载，为"日日洗之"。

治面上白驳①

白鳝鱼脂（一两，煎），先刮驳上，令燥疼，以油涂之。

治面上皴路②

猪蹄煮如胶，卧时涂面，次早洗去。

治面上皴裂

桃仁为末，猪脂熬数次，夜卧涂之。

治面上冻疮

烧酒洗之，或樱桃汁拭之。

治抓破面皮

轻粉，研极细末，生姜汁调敷，无疤。

治面上瘢痕

鹰屎白③和人精涂之，三日即光。

又方

茯苓（一两）　　杏仁（一两）　　百部（一两）　　香附（一两）
天冬（一两五钱）　　冬瓜子（二两，去皮）　　茨菇根（二两）　　瓜蒌
（二个）　　甘草（三两）　　豆面（六两）　　皂角（一斤，去皮弦）
清胶（二两，酒炙）　　益母草灰（四两）

米泔共捣成饼，焙干为细末。每日洗面，如澡豆用之。

---

①白驳：即白癜风。

②皴（cūn 村）路：皮肤因受冻而裂开。

③鹰屎白：据《传家宝全集》载，为"鹰屎白二钱"，另加"蜜少许"。

又方

马齿苋熬水洗之。

又方

鸡蛋黄炒黑，日三次拭涂之。

治刺瘊

蜘蛛丝系根上，自落。

治肉瘊

天南星　飞罗面①

等分，研细末，醋调搽之。

治肉瘤

金凤花棵熬水洗之，夏用鲜，冬用干。

清肺饮 （治面上粉刺）

白芷　川芎　连翘　黄连　黄芩　川贝　栀仁②　苦参　荆芥　甘
草　桑皮③

等分，水煎，临卧时服。

升麻附子汤 （治面寒）

升麻（七分）　附子（七分）④　炙芪⑤（七分）　葛根（七分）

---

①飞罗面：指磨面时飞落下来混有尘土的面。

②栀仁：即栀子仁。

③桑皮：即桑白皮。

④附子（七分）：据《寿世保元》载，为"附子（炮，七分）"。

⑤炙芪：据《寿世保元》载，为"黄芪"。

白芷（七分）　党参①（五分）　草蔻②（五分）　益智仁（五分）③
莲须（三分）④　甘草⑤（五分）　葱（三寸）⑥
水煎服。

升麻黄连汤 <small>（治面热）</small>

升麻（一钱五分）　葛根（一钱五分）　苍术（八分）⑦　白芍
（七分）　黄芩（六分，酒浸）　黄连（六分⑧，酒浸）　犀角（五
分)⑨　川芎（四分）　荆芥（三分）　薄荷（三分）　白芷（二分）
甘草（五分）
水煎，食后服。

除青散 <small>（治面上字）</small>

矿石灰（一钱）　炼蓼灰⑩（一钱）　紫蓼灰（一钱）　百草霜⑪
（一钱）　党参⑫（五钱）
共为细末，水调写字上，有泥起，拂去再写。

①党参：据《寿世保元》载，为"人参"。

②草蔻：即草豆蔻。

③益智仁（五分）：据《寿世保元》载，为"益智仁（三分）"。

④莲须（三分）：据《寿世保元》载，为"莲须（二根）"。

⑤甘草：据《寿世保元》载，为"炙甘草"。

⑥葱（三寸）：据《寿世保元》载，为"葱白（二根）"。

⑦苍术（八分）：据《寿世保元》载，为"苍术（八分半）"。

⑧六分：据《寿世保元》载，为"五分"。

⑨犀角（五分）：据《寿世保元》载，为"犀角（四分五）"。

⑩炼蓼灰：据《寿世保元》载，为"辣蓼灰"。

⑪百草霜：即百草灰。

⑫党参：据《寿世保元》载，为"苦参"，另加"碱一钱"。

三、耳方

聪耳

用绿豆皮填枕头，常枕不生耳疾。

治耳聋

大猫儿眼①、珍珠，绵包塞耳内。

治水银入耳

用金银着耳边自出。

飞蛾入耳

酱油灌耳中即出。

又方

击铜器于耳边即出。

蚂蚁入耳

穿山甲焙为细末，水调灌之即出。

蚰蜒②入耳

香油作煎饼，枕卧，自出。

---

①大猫儿眼：俗名猫眼草，即中药泽漆。
②蚰蜒（yóu yán 油延）：俗名钱串子。

又方

活地龙一条，纳入葱叶中，化水滴耳内，蚰蜒亦化成水。

蜈蚣入耳

生姜汁或生韭汁，滴耳内即出。

蛆虫入耳

杏仁捣汁滴耳内，非出即死。

恶虫入耳

桃叶作枕，枕之，虫自鼻出。

诸虫入耳

鸡冠血滴入，即出。

又方

好醋滴耳内，即出。

又方

猫尿滴耳内，即出。用生姜擦猫鼻自尿。

中医名家珍惜典籍校注丛书

《摄生四书》校注

四、目方

明目枕

黑豆皮　绿豆皮　荞麦皮①　草决明　菊花

等分，填枕头，常枕至老，不生目疾。

又方

皮硝（六钱）　白水（一盅半）

煎至七分。每遇日期早晨洗一次，不可间断。洗至三年，有目疾者全愈，无目疾分外光明。千万不可误日期。正月初一，二月初一，三月初四，四月初十、十三，十月十三，十一月初四，十二月初四。

飞丝入目

石葛蒲擂碎，左目塞右鼻，右目塞左鼻。

又方

绉纱②手帕包白菜，揉汁，滴入目，即出。

麦芒入目

大麦煮浓汁洗之，即出。

竹木入目

蛴螬③捣烂，涂之即去。

---

①荞麦皮：据《本草纲目》载，为"苦荞麦皮"。

②绉纱：一种有皱纹的丝织品。

③蛴螬（qí cáo 齐曹）：金龟子或金龟甲的幼虫。

沙尘入目

螳螂一枚，手持其背，于目上影之，尘沙自出。

杂物入目

鸡肝血滴目中，即出。

又方

木梳上垢为丸，放眼角内，即出。

五、口方

口干

党参　熟地　天冬　麦冬　白芍　五味子　乌梅

水煎服。

口酸

柴胡　胆草　黄芩　青皮

水煎服。

口辛

栀子　桔梗　黄芩　桑皮　天冬　麦冬　南沙参

水煎服。

口苦

生地　天冬　麦冬　丹皮　黄连　知母　甘草

水煎服。

口甘

黄芩　白芍　陈皮　花粉　栀子　甘草
水煎服。

口咸

生地　山药　茯苓　泽泻　黄肉　丹皮　元参　知母
水煎服。

口臭

生地　石膏　犀牛①　石斛　枳壳　茵陈　枇杷叶　竹叶
水煎服。

七香丸

紫蔻仁（一两）　　藿香（八钱）　　党参（五钱）　　桂心（三钱）
香附（四钱，炒）　　丁香（二钱）　　木香（一钱五分）
共为细末，炼蜜丸如桐子大，噙口中化之，出气即香。

兽骨鲠喉

象牙磨水咽之，即下。牙笏②、牙梳皆可用。

又方

狗涎滴耳中，即下；或含陈皮咽汁，即下。

---

①犀牛：应为犀牛角，现临床改用水牛角代替。
②牙笏（hù 户）：象牙手板。

鱼骨鲠喉

百合（十两）

研末，蜜水调，包围颈项，三、五次，即下。

又方

猫涎滴口中，即化为水；或含硼砂即化。

又方

青果核煎水饮之，即消。

骨刺入喉

栗子①内薄皮烧灰，研极细末，吹之即下。

又方

凤仙子研细末，水调服，诸骨皆化。

竹木入喉

威灵仙　红糖

等分，醋煎，饮之即消。

麦芒入喉

饴糖嚼满口，咽之即下。

乱发绕喉

自己乱发烧灰，开水和服，即消。

---

①栗子：即板栗。

误吞铜钱

荸荠生食数十枚，即化。

又方

核桃多食几枚，亦化。

误吞针

蚕豆煮熟，同韭菜食①，自下。

误吞铁

栗木灰研极细末，红糖和服三钱，即出。

误吞金

羊胫骨烧焦，研细末，米汤和服三钱，即出。

误吞金银器

陈大麦仁炒研作粉，用红糖拌之，日食三次成碗，三五日即下。止②可食米饭大荤，不可饮汤水；或多吃肥肉，自能从大便出。

又方

炼蜜服三升，即出。

误吞金银锡铜

红糖（一碗）　　白糖（一块）

①同韭菜食：据《疡医大全比对与新用》载，为"同生韭菜食"。
②止：应为"只"。

烧红，放入红糖内，共捣为膏，多服自下。

又方

砂仁煎浓汁服之，其物自出。

误吞水银

柴灰①研极细末，煎浓汁服。

误吞铅粉

香油和蜂蜜服。

误吞蚂蟥

此物最毒，虽烧灰为末，入水亦活，唯入蜂蜜内即化成水。误吞者，多食蜜可也。

误吞蜈蚣

急取生猪血喝之，须臾以清油灌口中，其虫滚在血内即吐出。再用雄黄米酒调服，解其毒。

六、齿方

固齿

石膏　青盐　白矾

等分，共为细末，指蘸擦牙齿，少顷温水漱口。日三次，不生齿疾。

无比散 （固牙齿，乌须发）

大熟地（二两，砂仁炒） 地骨皮（二两，蜜炙） 青盐（二两，炒） 没食子（四钱，公母成对） 破故纸（二钱，酒炒） 细辛（一钱五分，酒洗）

共为细末，每早擦牙良久，白开水咽下。

白牙散 （治牙齿黑黄）

石膏（二两） 砂锅①（二两） 青盐（五钱） 白芷（三钱） 零陵香（二钱五分） 升麻（二钱五分） 细辛（一钱） 麝香（五分）

共为细末。每晨擦牙上，温水漱口吐出。

牙齿动摇

白盐末擦之，用温水含漱百遍，五日内即牢固。或内服还少丹②或八味丸③更良。

又方

骨碎补一两，炒黑色为末，揩牙根，盐水漱良久，吐之。

又方

牛齿（煅）为末，擦之，取二钱，水煎，热漱冷吐，日久自固。

---

①砂锅：据宋代赵佶所著《圣济总录》载，为"丹砂"。

②还少丹：出自宋代洪遵所著《洪氏集验方》，由熟地黄、山药、牛膝、枸杞子、山茱肉、茯苓、杜仲、远志、五味子、石菖蒲、楮实、小茴香、巴戟天、肉苁蓉等组成，可补肾养心，益阴壮阳。

③八味丸：出自宋代魏岘所著《魏氏家藏方》，由牛膝、当归、菟丝子、地骨皮、远志、石菖蒲、绵黄芪、熟干地黄等组成，可温补肝肾，暖丹田，聪耳目。

牙齿渐长

白术为末，开水和服；更用白术煮水灌漱，自愈。

牙落重生

雄鼠脊骨为末，揩折处，复生如故。

雌雄散

雌鸡粪　雄鸡粪　旧麻鞋底

三物等分，烧为末，入麝香少许，掺折处一月，生齿。

又方

齿初落一枚，则用布瓦焙为末，黄酒调服，永不再落。

七、鼻方

人马平安散 （治百病）

赤金（二十张）　明雄（二钱）　朱砂（一钱五分）　硼砂（一钱五分）　枯矾（一钱）　良姜（一钱）　朴硝（五分）　荜拔（一个）　青盐（三分）　冰片（二分）　麝香（一分）

共为细末。吹鼻中，男左女右。

神愈散 （治肺热鼻塞，不闻香臭）

歌曰：细辛白芷与防风，羌活当归半夏芎。桔梗茯苓陈皮辈，一般等分锉和同。七分①薄荷姜煎服，气息调匀鼻塞通。

治鼻血不止

附子为末，蒜捣如泥，涂两脚心，自止。

又方

生地（一两）　麦冬（八钱）　元参（五钱）　降香（一钱五分）

水煎服。

又方

茅根煎浓汁服，即止；或温水洗脚，即止。

八、声音方

铁笛丸（治声嘶失音）

生地（一两②，酒浸）　当归（二两③，酒浸）　天冬（五钱，盐炒）　麦冬（五钱，盐炒）　党参（五钱④，蒸）　诃子肉（五钱，酒蒸）　知母（五钱，盐炒）　阿胶（五钱，炒珠）　黄柏（五钱，蜜炙）　乌梅（十五个）

共为细末，外入人乳一杯，牛乳一杯，梨汁一杯，炼蜜为丸，如桐子大，每服百丸，萝卜汤下。

①七分：据《寿世保元》载，为"三钱"。

②一两：据《寿世保元》载，为"怀熟地黄一两，怀生地黄一两"。

③二两：据《寿世保元》载，为"当归一两"。

④五钱：据《寿世保元》载，为"玄参三钱"。

好音丸 （治声嘶失音）

杏仁（炒去皮尖）

研极细末，入猪脂一两，炼蜜丸，如桐子大，每服五七十丸，米汤送下。

通音膏

白蜜（六两）　核桃仁（二两）　冬花（二两）　川贝（一两）

共为细末，和蜜成膏，随饭蒸熟，每用三钱，空心开水送服。

又方

杏仁（三两，炒去皮尖）　苏子（二两，炒）　百药煎（二两）诃子肉（一两，煨）

共为细末，每服三钱，黄酒送下。

又方

桔梗　乌药　甘草　乌梅

等分，水煎服。

又方

生白矾炼蜜为丸，开水送下。

九、周身方

香肌散 （兼治风癣）

当归　川芎　羌活　独活　白芷　防风　荆芥　翻白草①　藿香

---

①翻白草：又称鸡腿根、鸡拔腿、天藕等。

细辛　甘松　藁本　红花　皂角（去皮弦）
煮水沐浴。

治痒痒疙瘩

白芍　茜草　蛇床子　地骨皮　川椒　蒺藜　透骨草　苦参
分熬水，沐浴。

又方

金银花　地骨皮　猴绵筋　川椒
熬水，洗之。

德州肥皂方

白芷（三两）　　细辛（七钱）　　独活（五钱）　　赤小豆（五钱）
肥皂（一斤）①
共为细末，和蜜为丸，洗面、洗澡皆可用之。

六香散

二丑②（十两）　　皂角（四两，去皮弦）　　零陵香（二两）　　天
花粉（二两）　　甘松（二两）　　白芷（二两）
共为细末，洗澡用之。

天香散

藿香（一两五钱）　　零陵香（一两）　　甘松（一两）　　桂心（五
钱）　紫蔻仁（二两）　　益智仁（一两）　　当归（六钱）　　白芷（六
钱）　槟榔（六钱）　　丁香（三钱）　　木香（三钱）　　麝香（五分）
共为细末，炼蜜丸如桐子大，空心噙化五七丸，遍身皆香。

---

①肥皂（一斤）：据《寿世保元》载，为"肥皂三斤"。
②二丑：即牵牛子。

四香丸

紫蔻仁　冬瓜子（去皮）　　松树皮（去粗皮）　　桂心
共为细末，枣肉为丸，如桐子大，空心嚼化五七丸，遍身皆香。

轻身丸

黄精切片，九蒸九晒，炼蜜为丸，每服五钱，三年可平飞过岸。

大力丸

原地黄①，九蒸九晒，炼蜜为丸，如桐子大，每服三钱，开水送
下。

耐饥丸

海松子，九蒸九晒，炒研为末，去油，炼蜜为丸如桐子大，每服
三钱，温酒送下。久服不饥。

耐老丸

柏子仁，九蒸九晒，炒研为末，去油，炼蜜为丸，如桐子大。每
服三钱，温酒送下。久服不老。

仙莲丸

七月七日采莲花七两②，八月八日采连根八两③，九月九日采莲子
九两④，阴放半干，砂锅蒸熟晒干，研细末，炼蜜为丸，如桐子大，每
服三钱，开水送下。久服快志悦色，延年不老。

---

①原地黄：即怀地黄。
②七两：据《本草纲目》载，为"七分"。
③八两：据《本草纲目》载，为"八分"。
④九两：据《本草纲目》载，为"九分"。

伏桑丸

桑叶（伏天采取，酒浸晒干）　怀山药　黑脂麻　药黑豆

四味各二斤，共为细末，入蜂蜜三斤，和成块，每块切一两二钱，共切二百块，用莲叶垫定，以笼蒸之。每服一块，早晚空心盐汤送下，百日服完，不可间断。有病服之，百日全愈；无病服之，百病不生。

仙家服槐子方

十月上巳日收[①]，放新瓷器中盛之，以盆合其上，蜜封其口，勿令走气，三七二十一日，开取去皮。从月初一日服起一粒，日加一粒，至月半，日少一粒，周而复始。久服令人夜看细书，气力百倍。

服药豆方

何首乌（一两）　肉苁蓉（八钱）　巴戟天（六钱）　青盐（八钱）　破故纸（六线）　小茴香（六钱）　药黑豆（三斤）

同入砂锅煮透，晒干去药，食豆。益气力，壮筋骨。

十、茶酒方

戒茶

男用女，女用男新鞋盛茶，令满，任意喝尽，再喝一鞋，如此三度，自不喝也。

戒酒

好酒（七斤）　朱砂（五钱）

---

①十月上巳日收：据《本草纲目》载，为"十月上巳日收槐子"。

装瓶内，紧封瓶口，放猪圈中，任猪摇动七日，取出顿饮。

又方

蛴螬研细，冲酒服之，永不再饮。

百杯不醉

葛根（二两）　白梅肉（五钱）　葛花（三钱）　薄荷（二钱）
共为细末，茶酒冲服皆可。

又方

葛子①（三钱）　紫蔻仁（三钱）　青果核（三钱）　槟榔（三
钱）

共为细末，炼蜜为丸，噙舌下。

一杯醉倒

无花果（一个，焙干）　醉仙花②（一钱）
共为细末，入酒杯内，饮之即醉。

又方

鹁鸽③屎
研细末，入酒杯内，饮之即醉。

引饮方

葛根　紫蔻　丁香　砂仁（各五钱）　百药煎　甘草（各二钱五
分）　木瓜（四两）　炒盐（一两）
共为细末，温酒调服一钱，素不饮者，亦能饮。

---

①葛子：疑为"葛子根"，即葛根。
②醉仙花：应为"醉心花"，即曼陀罗。
③鹁鸽：此种鸽子身体上面羽毛为灰黑色，颈部和胸部羽毛为暗红色。

千里茶

洋糖（四两）　薄荷（四两）　茯苓（三两）　甘草（一两）

共为细末，炼蜜丸如枣大，每噙化一丸，行千里不渴。

假大烟

高丽参（一两）　儿茶（一两）　潞党①（二两）　天冬（二两）
麦冬（二两）　木莲花（一两）

共合一处，水煮三五滚，用花尖纸过笼，如熬烟法，打泡进斗，
则过瘾。

十一、杂方

治男子怯弱

天雄二枚②，纳雄鸡肠中，捣烂，蒸食之，令人有勇。

御寒汤

炙黄芪（三钱）　焦白术（二钱）　茯苓（一钱五分）　广皮③
（一钱）　肉桂心（八分）　五味子（十五粒）

姜引水煎服，避寒气。

忘冷汤

茯苓　天冬

----

①潞党：指山西长治产的党参。

②天雄二枚：据《本草纲目》载，为"天雄一枚"。

③广皮：即广陈皮。

等分，共为细末，温酒和服。每服三钱，日二服。虽大寒天，亦出汗不冷。

治腋下狐臭

先用自己小便洗一次，又用米泔洗一次，再用生姜汁频涂①，除根②。

缩阳丹

水蛭（九条，入水碗养至七月七日，取出阴干，称有多少）　麝香　苏合

三味等分，研细末，蜜和为饼。阳兴时，用少许擦左脚心，立刻阳缩。过时复兴，再擦可也。

又方

芒硝（四两），两手捧住，任他流水，阳自缩。

又方

鲜丝瓜藤，捣烂，涂玉茎，自缩。

治夫妇不和

鸳鸯肉作羹，私与食之，即恩爱和好。

又方

五月五日取布谷鸟脚、脑、骨带之，亦恩爱和好。

治妇人忌妒③

天冬（去心，妙）　赤黍米（炒）　薏苡仁（炒）

---

①频涂：据清代吴世昌等所著《奇方类编》载，为"每日搽十次"。
②除根：据《奇方类编》载，为"月之内可以断根"。
③妒（dù 杜）：古同"妒"，忌妒；忌恨。

等分，共为细末，水丸如桐子大，每服五钱，开水送下。

又方

鸧鹒①肉食之，不忌妬。

治男子遗尿

雄鸡肝　肉桂心
等分，同捣为丸如小豆大。每服一丸，米汤送下。

治妇人遗尿

雄鸡翎烧灰，研细末，温酒和服。

治男、妇尿床

葱头（七钱）　　雄黄（二钱）
同捣，用布包脐上，即不尿。

又方

白纸一张，铺身下，待尿纸上，取出晒干，烧灰，温酒和服。

治小儿尿床

龟尿滴脐中，即不尿。荷叶放盆内，龟放荷叶上，用镜照，龟见影自尿。

治小儿夜啼

五倍子研细末，津调，填脐上即止②。

---

①鸧鹒（cāng gēng 仓庚）：即黄鹂。
②即止：据《本草纲目》载，"缚定一夜即止"。

画眉膏 <small>（令小儿断乳）</small>

雄黄（二分）　雌黄（二分）　朱砂（二分）　麝香（二分）
轻粉（一分）

共为细末，待小儿睡熟，用香油调搽两眉间及眉毛上，即不思乳。

治小儿五岁不语

赤小豆研细末，酒和，敷舌下。

十二、足方

软足散

白芷（五钱）　防风（五钱）　细辛（二钱）　川芎（二钱）
山奈（二钱）

共为细末，撒鞋底，行路脚汗皆香。

治脚汗

萝卜汤洗之，仍用枯矾末糁之。

治脚冻

秋茄根熬汤洗之。如破皮，用螃蟹壳烧灰研末糁之。

治脚疼 <small>（兼治肉刺鸡眼）</small>

黄丹　枯矾　朴硝
等分，为末，炒葱白和涂之。

稳步膏 <small>（治鸡眼）</small>

地骨皮　红花

等分，为末共，涂之①。

又方

蜈蚣（一钱，焙）　硼砂（一钱）　白矾

共为细末，香油浸埋土中一月取出，点之自落。

理脚散

当归（一两）　川芎（五钱）　桂枝（三钱）　牛膝（一钱五分）

水煎温服，裹脚不疼。

又方

当归（三钱）　牛膝（二钱）

水煎，空心服。外用荞麦秆煮汤，加枯矾浸洗数次。

束脚散

猴骨（一两）　枯矾（一两）　威灵仙（六钱）　皮硝（五钱）
川椒（五钱）

熬水洗之，瘦则易裹。

又方

凤仙②棵熬水洗脚，软则易裹。

又方

茄柴（一棵）　荞麦秆（一把）　礞石（三钱）　血竭（三钱）

---

①涂之：据《疡医大全比对与新用》载，为"香油调敷俱效"。
②凤仙：即凤仙花。

皮硝（三钱）　　没药（三钱）　　乳香（一钱五分）　　猴骨（二钱）
　　熬水洗脚，勿着手，着手手亦小。

治行路脚疼

　　草乌　细辛　官桂　防风　山奈
　　等分，共为细末，衬鞋底。

十三、救饥方

　　黑豆（一斤，炒）　　脂麻（一斤，炒）　　江米（一斤，炒）　　茯苓（四两）　　管仲（四两）
　　共为细末，用青布囊盛之。每服三钱，开水送下，日三服，不饥。

又方

　　黄芪（炙）　　龙骨（煅）　　赤石脂（各三钱）　　乌头（炮）　　防风（各一钱）①
　　同入石臼内，捣一千杵，炼蜜丸如弹子大。每行路吃饱饭一顿，服药一丸，可行五百里；服药二丸，可行一千里。

又方

　　脂麻　江米
　　炒研细末，煮枣肉为丸，如弹子大。每服一丸，一日不饥。

又方

　　黑豆同铁角凤尾草蒸熟，拣去草，每服豆五七粒，终日忘食。

①防风（各一钱）：据《寿世保元》载，为"防风（五分）"。

十四、诸伤方

苇刺入肉

栗子生嚼，敷之即出。

竹刺入肉

牛膝生嚼，敷之即出。

竹木入肉

老姜细嚼，敷之即出。

又方

羊屎烧灰，猪脂和，涂之即出。

针刺入肉

车脂油摊纸上贴之，二日一易，三五次即出。

箭镞入肉

蝼蛄脑同硫黄研细敷之，觉痒即出。

又方

头上虱子、人牙同研，涂之即出。

铳子入肉

蜂蜜冲好酒，饮醉即出。

鸟枪子入肉

煮陈腊肉皮，连臕①揭下，贴伤处，看臕油化尽，又换。频换数日，即出。

十五、诸虫伤方

蝎子蜇

生半夏　生南星　生川乌　生草乌　白芷　胆矾

共为细末，水调涂之。

毒蜂蜇

生半夏　生白矾

研细末，和醋涂之。

蝎虎咬

桑叶②烧灰，水煎数沸，滤浓汁，和白矾末涂之。

蚕咬

麝香和蜂蜜敷之。

---

①臕（biāo 标）：同"膘"。
②桑叶：据《医方集解》载，为"桑柴"。

蜗牛咬

蓼子①嚼汁敷之。

蝼蛄咬

醋和石灰敷之。

蚯蚓咬

鸡屎涂之，或盐水浸之。

蜈蚣咬

鸡冠血涂之，或嚼胡椒涂之。

蜘蛛咬

重者遍身生丝，腹大如孕，不治则死。治法：频饮羊乳，外用生姜汁调水粉涂之；轻则香油和食盐敷之。

毒蛇咬

重则用雄黄、五灵脂各五钱，酒调服，渣敷患处；轻则用眉豆叶捣烂绞汁，酒冲服，渣敷患处。

蛇入七窍挽不出

急以刀伤蛇尾，纳川椒、胡椒三五粒②，裹着，即出；又以艾炙蛇尾，即出。后以雄黄末，调人参汤服之，解蛇毒。

---

①蓼子：即蓼子草。
②纳川椒、胡椒三五粒：据唐代孙思邈所著《备急千金要方》载，为"纳生椒二三枚"。

凡卒为蛇绕不解，以热汤荡之；或令人尿之，亦解。

八角虫

隐于壁间，以尿射人，生疮如汤火伤。乌鸡翎烧灰，鸡蛋清调涂之，或生犀角磨水涂之。

金蚕虫

南方有之，能入人腹。中毒者，"嚼白矾味甘；嚼黑豆不腥"是也。石榴根皮煎浓汁服，吐出活虫即愈。此虫刺猬能捕获。

应声虫

在腹内，随人言语。生姜汁一盏，分五次服。或青黛水调服。

饮油虫

"头发入胃，气血裹化为虫，最喜饮油者"是也。雄黄五钱为末，白水调服。

人咬

先用童便饮之，次用小米嚼烂敷之。或龟板烧灰，油调敷之。

马咬

马齿苋煎汤饮之，外嚼栗子①敷之。

狗咬

虎骨（煅）研末涂之，或桑树砍出自然汁涂之，或嚼杏仁敷之。

---

①栗子：为生板栗，也可治人被马咬伤。

疯狂咬

防风（独茎者良）　　南星（制七次，晒干）　　僵蚕（炒断丝）
白芷

等分，共为细末，每服三钱，黄酒和童便服，出汗自愈。

猫咬

薄荷叶细嚼敷之。

鼠咬

猫毛烧灰，入麝香，唾调敷之。

凡一切毒虫咬伤，内用白鸡血热饮之，外用蛇蜕煎汤洗之。

凡疯狗、毒蛇咬伤，急以新粪涂之，好迟时用药。

凡百虫咬螫，宜于伤处上下扎缚，使毒不走散。食蒜、饮酒令饱，使毒不攻心。或矾石、甘草等分为末，冷水调服三钱。更捣蒜敷患处，加艾灸之。

十六、辟虫方

藏书辟虫

芸香烧烟熏之。

藏笔辟虫

黄柏　川椒

煎汤染之，或硫黄研水浸之。

裱画辟虫

生白矾　川椒　黄蜡

共为细末，入糊裱之；或腊雪水打糊裱之。

床帐辟虫

长茎浮萍，两边生叶者，焙干，放床下，烧烟熏之。

衣裳辟虫

野菊花（三钱，研细末）　水银（三钱）　白果（三十枚）

同捣和匀，糡①衣裳用之。

又方

端午日，取莴苣叶放柜箱内，辟虫。

毛衣辟虫

硼砂洗之。

毡衣辟虫

生芋擦之。

诸物辟虫

荠荠菜晒干，烧烟熏之。

---

①糡（jiàng 匠）："糨"的异体字。

点灯辟虫

荠荠菜梗作灯棒①，能辟虫，故荠荠菜名"护生草"。

又方

腊雪水浸灯草，晒干点之。

点灯辟鼠

蟹中黄（阴干）　鳖甲　芸香　安息香
共为细末，焚于室中四壁，其鼠自走。

辟蛇

鸡粪放上风头烧之，蛇自去。

辟蝇

藁本煎汤浸抹布，抹桌子并酒器，蝇自去。

辟蚊子

鳖甲　藜芦　苦参　川芎　芫花　楝花
等分，共为细末，枣肉为丸，晒干点之。

又方

夜明砂　鳖甲
等分，为末，烧烟熏之。

又方

木鳖子　雄黄　川芎

---

①作灯棒：据《本草纲目》载，为"作挑灯杖"。

等分，为末，熏之。

辟臭虫

百部（二两）　芸香（二两）　鳖甲（一两八钱）　白芷（一两七钱）　甘草（一两五钱）　雄黄（一两二钱）　蛇床子（一两）　硫黄（一两）　浮萍（一两）　蟹壳（十个）　木鳖子（三十个）

共为细末，入炭火内，闭门，烧烟熏之，即出。

又方

蜈蚣研细末，烧烟熏之。

又方

青盐灌洗床帐，臭虫永绝其迹。

十七、污衣方

墨污衣

生白果　生半夏　生杏仁
捣烂擦之，即去。

血污衣

萝卜细嚼，擦之即去。

脓污衣

好酒滚热，摆之即去。

油污衣

石脂水调涂之,即去。

桐油污衣

豆渣洗之,即去。

漆污衣

先用油洗,再用皂角摆之,即去。

胶泥污衣

先用生姜拭过,摆之即去。

膏药污衣

米泔浸二日,再用热酒浸三五次,清水摆之,即去。

酱醋污衣

藕汁擦之,即去。

大烟污衣

瓜子仁嚼碎,洗之即去。

又方

大烟柴淋灰火,洗之即去。

虫粪污衣

灯心蘸水,擦之即去。

主要参考文献

[1] 潘奕隽. 居易金箴 [M]. 清同治七年（1868 年）潘遵祁刻本.

[2] 金缨. 格言联璧 [M]. 扬州：广陵书社，2011.

[3] 张继科. 三合集卫生汇录 [M]. 海口：海南出版社，2000.

[4] 黄宗羲，沈芝盈. 明儒学案 [M]. 北京：中华书局，2008.

[5] 沈复，张佳玮. 浮生六记 [M]. 天津：天津人民出版社，2015.

[6] 尤乘. 寿世青编 [M]. 北京：中医古籍出版社，2019.

[7] 陈抟，太极生. 陈抟集 [M]. 北京：华夏出版社，2018.

[8] 程鹏程. 急救广生集 [M]. 北京：中国中医药出版社，2009.

[9] 邵雍，郭彧. 伊川击壤集 [M]. 北京：中华书局，2013.

[10] 程颢，程颐. 二程遗书 [M]. 上海：上海古籍出版社，2010.

[11] 周德生，胡华. 食色绅言释义 [M]. 太原：山西科学技术出版
社，2012.

[12] 张英. 聪训斋语全鉴 [M]. 北京：中国纺织出版社，2019.

[13] 罗大经. 鹤林玉露 [M]. 上海：上海古籍出版社，2012.

[14] 石成金. 传家宝全集 [M]. 长春：吉林出版集团有限责任公司，
2011.

[15] 刘完素. 素问病机气宜保命集 [M]. 北京：人民卫生出版社，
2005.

[16] 姚春鹏. 黄帝内经 [M]. 北京：中华书局，2014.

[17] 方勇. 庄子 [M]. 北京：中华书局，2015.

[18] 陈益祥. 陈履吉采芝堂文集 [M]. 明万历四十一年（1613 年）
版.

[19] 冯兆张. 冯氏锦囊秘录 [M]. 北京：人民卫生出版社，2002.

[20] 丘处机，赵卫东. 丘处机集 [M]. 济南：齐鲁书社，2005.

[21] 曹庭栋，王振国. 老老恒言 [M]. 北京：人民卫生出版社，
2006.

[22] 汪昂. 医方集解 [M]. 北京：中国中医药出版社，2018.

[23] 冷谦. 修龄要旨 [M]. 北京：中国中医药出版社，2016.

[24] 龚居中，傅国治. 痰火点雪 [M]. 北京：人民卫生出版社，
1996.

[25] 罗洪仙，曹若水．万寿仙书气功图谱［M］．兰州：兰州古旧书店，1988.

[26] 胡愔，金芷君．黄庭内景五脏六腑补泻图［M］．北京：中国中医药出版社，2016.

[27] 龚居中，何振中．福寿丹书［M］．北京：中国医药科技出版社，2012.

[28] 高濂．遵生八笺［M］．北京：人民卫生出版社，2017.

[29] 石成金．长生秘诀［M］．北京：中医古籍出版社，2019.

[30] 李时珍．本草纲目（校点本）［M］．北京：人民卫生出版社，2007.

[31] 严洁，施雯，洪炜．得配本草［M］．北京：人民卫生出版社，2007.

[32] 南京中医学院．诸病源候论校释［M］．北京：人民卫生出版社，2009.

[33] 胡文焕．寿养丛书全集［M］．北京：中国中医药出版社，1997.

[34] 唐慎微．证类本草［M］．北京：中国医药科技出版社，2011.

[35] 王怀隐，田文敬等．太平圣惠方校注［M］．郑州：河南科学技术出版社，2015.

[36] 龚廷贤．寿世保元［M］．北京：人民卫生出版社，2003.

[37] 赵学敏．串雅内外编［M］．北京：人民卫生出版社，2007.

[38] 顾世澄．疡医大全·比对与新用［M］．贵阳：贵州科技出版社，2014.

[39] 赵佶．圣济总录［M］．北京：中国中医药出版社，2018.

[40] 吴世昌，王远．奇方类编［M］．北京：中医古籍出版社，2004.

[41] 孙思邈．备急千金要方［M］．北京：中国医药科技出版社，2011.

校注者简介

卜俊成，男，河南鄢陵人，记者，中国诗歌学会会员、河南省作家协会会员、河南诗词学会会员，毕业于河南中医药大学，致力于中医药文化的研究与传播，出版的著作（含合著）有《中原杏林咏》《〈援生四书〉校注》《〈笔花医镜〉〈老老恒言〉校注》《〈经方例释〉校注》《〈医学指南〉校注》《〈白云阁本伤寒杂病论〉校注》《〈经方实验录（全本）〉校注》；另担任《地方志医药文献辑校·河南医著诗赋碑记疫病卷》、"中医药非物质文化遗产抢救出版丛书"副主编；有新闻作品获河南新闻奖一等奖 3 项，二等奖 1 项，三等奖 2 项，入选2017 年、2020 年《中国出版年鉴》和 2020 年《中国新闻年鉴》；已在国家级核心期刊等发表学术论文 13 篇。

张景祖，男，河南长垣人，主任中医师、南阳理工学院张仲景国医国药学院客座教授，现任长垣市中西医结合医院院长；兼任中华中医药学会民间特色诊疗技术研究分会副主委、中国中医药研究促进会基层中医药提升工作委员会副会长、河南省中医药学会理事等；出版的著作（含合著）有《张华甫临证经验与学术传承》《常见胃肠疾病诊疗与调养》《当代名医效方精选》《中医脾胃病经方治疗学》《〈援生四书〉校注》《〈白云阁本伤寒杂病论〉校注》等，另担任十多部医学专著副主编；已在国家级核心期刊等表学术论文 45 篇；获国家发明专利 2 项；获中国中医药研究促进会科学技术进步奖二等奖 1 项、河南省中医药科技成果奖三等奖 1 项。

李宁，女，河南周口人，毕业于河南中医药大学，硕士研究生学历，师从第二届国医大师石学敏、第二批全国老中医药专家学术经验继承指导老师陈阳春，现任河南省中医药研究院附属医院康复医学科主治医师；为河南省中医药传承与创新人才工程（仲景人才工程）青苗人才；兼任中华中医药学会委员、河南省软组织病研究会常务理事等；主持、参与省部级科研课题多项，已获得省部级科技成果奖一等奖 3 项；已在国家级核心期刊等发表学术论文 17 篇，出版的著作（含合著）有《〈援生四书〉校注》《〈经方例释〉校注》，另担任 6 部医学专著副主编。